目で見る感染症

見ためでここまで診断できる！
感染症の画像アトラス

［編］原永修作・藤田次郎

羊土社
YODOSHA

謹告

　本書に記載されている診断法・治療法に関しては，発行時点における最新の情報に基づき，正確を期するよう，著者ならびに出版社はそれぞれ最善の努力を払っております．しかし，医学，医療の進歩により，記載された内容が正確かつ完全ではなくなる場合もございます．

　したがって，実際の診断法・治療法で，熟知していない，あるいは汎用されていない新薬をはじめとする医薬品の使用，検査の実施および判読にあたっては，まず医薬品添付文書や機器および試薬の説明書で確認され，また診療技術に関しては十分考慮されたうえで，常に細心の注意を払われるようお願いいたします．

　本書記載の診断法・治療法・医薬品・検査法・疾患への適応などが，その後の医学研究ならびに医療の進歩により本書発行後に変更された場合，その診断法・治療法・医薬品・検査法・疾患への適応などによる不測の事故に対して，著者ならびに出版社はその責を負いかねますのでご了承ください．

序

　沖縄県の感染症診療は日本でもトップレベルにある．その理由の1つとして，沖縄県立中部病院が米国の古きよき医療を実践し，グラム染色，および血液培養を駆使した感染症の迅速診断という実績を築いてきたことがあげられる．また琉球大学大学院医学研究科感染症・呼吸器・消化器内科学（第一内科）においても，「感染症」を講座名の第一に掲げ，開院以来30年以上にわたってさまざまな感染症に関する診療，および研究を継続している．

　このような背景の下，2013年5月に琉球大学大学院医学研究科感染症・呼吸器・消化器内科学（第一内科）の田里大輔医師が，「できる！見える！活かす！グラム染色からの感染症診断」というタイトルの書籍（羊土社）を出版した．この本は羊土社の「レジデントノート」誌に掲載されたグラム染色に関する連載を集積し，さらに加筆したものである．この本は，2013年の日本感染症学会総会で大変注目を集め，現在も好調な売り上げを維持している．

　グラム染色が若手医師の興味を引くのは，顕微鏡の世界が目の前に明らかにされるからだと感じている．グラム染色にて起因菌を特定するという米国の古きよき時代の医療は，レジデントがグラム染色を実施することをClinical Laboratory Improvement Amendments（CLIA，臨床検査室改善法）が禁止している現在の米国では消滅した．また米国の医療現場では，医療費抑制目的に保険会社主導で各種ガイドラインを作成し，安価で画一的な治療を推奨している．起因菌を確定することなく，広域抗菌薬を選択する風潮には医療訴訟の多さも影を落としている．これらの結果として，わが国とは比較にならないほど，さまざまな耐性菌の増加を招いている．

　グラム染色の単行本を出版させていただいた後に，「目で見る感染症」という企画が頭に浮かんだ．グラム染色の世界は美しい．しかし画像診断も面白いし，身体所見のみで診断可能な感染症も多々あることも事実である．

　ただし「目で見る感染症」といっても，画像診断だけで何冊も本がまとまるし，また皮膚の所見だけでも厚い本が仕上がることとなる．そのため今回はすべてを網羅することを避け，比較的頻度の高い疾患を対象に，「目で見る感染症」を主題として編集させていただいた．症例の多くは，沖縄県で経験したものであり，主として琉球大学医学部附属病院，および沖縄県立中部病院の先生方にご執筆いただいた．もちろん多くの先生方がもっと印象的な画像をお持ちのことと思うものの，沖縄県の感染症診療のエッセンスの詰まった本書が少しでも皆様の参考になれば，編者として大きな喜びである．

2015年5月

編者を代表して
琉球大学大学院医学研究科　感染症・呼吸器・消化器内科学（第一内科）
藤田次郎

目で見る感染症
見ためでここまで診断できる！ 感染症の画像アトラス

◆ 序 .... 藤田次郎　3

総論　感染症を視覚的にとらえる .... 原永修作　8

1章　口腔所見・喀痰所見からの感染症診断

1. 感染症の口腔内所見
   カンジダ，化膿性扁桃炎，副鼻腔炎（後鼻漏），インフルエンザ .... 原永修作　12
2. 成人ヘルパンギーナ .... 健山正男　19
3. 喀痰所見から紐解く呼吸器感染症①　レジオネラ肺炎 .... 金城武士　21
4. 喀痰所見から紐解く呼吸器感染症②　肺炎球菌性肺炎 .... 金城武士　24

2章　爪・皮膚所見からの感染症診断

1. カテーテル関連血流感染症 .... 仲松正司　27
2. 感染性心内膜炎 .... 横山周平，椎木創一　31
3. 爪の感染症
   爪真菌症（爪白癬），爪疥癬，緑色爪 .... 山城　信　36
4. 皮膚軟部組織感染症①　帯状疱疹 .... 仲村秀太　40
5. 皮膚軟部組織感染症②　丹毒 .... 宮城一也　43
6. 皮膚軟部組織感染症③　蜂窩織炎，壊死性筋膜炎 .... 宮城一也　45
7. 皮膚軟部組織感染症④　疥癬 .... 山本雄一　50
8. 皮膚軟部組織感染症⑤　市中感染型MRSA感染症 .... 峯　嘉子　53
9. リケッチア感染症 .... 西平守邦　59

3章　関節所見，およびリンパ節所見からの感染症診断

1. 化膿性関節炎 .... 仲松正司　63
2. 結核性リンパ節炎 .... 比嘉　太　65
3. 猫引っ掻き病 .... 田里大輔　68

4章　呼吸器感染症の診断

1. 呼吸器感染症の画像所見①　マイコプラズマ肺炎 .... 藤田次郎　71
2. 呼吸器感染症の画像所見②　アスペルギルス呼吸器感染症 .... 原永修作　76
3. 呼吸器感染症の画像所見③　ニューモシスチス肺炎 .... 仲村秀太　81

contents

4	エキノコッカス症	仲村 究	84
5	ウエステルマン肺吸虫症	金城武士	88

5章 消化器感染症の診断

1	消化管感染症の内視鏡所見① カンピロバクター腸炎，サルモネラ腸炎，クラミジア直腸炎	外間 昭	90
2	消化管感染症の内視鏡所見②　アメーバ性大腸炎，偽膜性腸炎	外間 昭	96
3	食道の感染症 食道カンジダ症，サイトメガロウイルス食道炎，ヘルペスウイルス食道炎	金城 渚	101
4	腸の感染症①　腸結核，腸管MAC症	岸本一人	106
5	腸の感染症②　サイトメガロウイルス腸炎	金城 徹	110
6	肝臓の感染症 肝膿瘍，肝アメーバ	前城達次	116
7	Whipple病	外間 昭	120
8	胆道感染症 急性胆管炎，急性胆嚢炎	髙木 亮	123
9	結核性腹膜炎	星野訓一	130

6章 HIV関連感染症の診断

1	HIV関連感染症①　急性HIV感染症	健山正男	134
2	HIV関連感染症②　梅毒	仲村秀太	136
3	HIV関連感染症③　カポジ肉腫	健山正男	139
4	HIV関連感染症④　尖圭コンジローマ	仲村秀太	142
5	クリプトスポリジウム症	健山正男	144

7章 寄生虫疾患の診断

1	目で見る寄生虫疾患①　糞線虫症（呼吸器疾患）	金城武士	147
2	目で見る寄生虫疾患②　糞線虫症（消化器疾患）	田中照久	150
3	目で見る寄生虫疾患③　イソスポーラ症	平田哲生	153
4	目で見る寄生虫疾患④　アニサキス症	田中照久	155
5	目で見る寄生虫疾患⑤　マラリア	比嘉 太	158

◆ 微生物索引　162
◆ 用語索引　163

執筆者一覧

● 編者

原永修作	琉球大学大学院医学研究科　感染症・呼吸器・消化器内科学（第一内科）
藤田次郎	琉球大学大学院医学研究科　感染症・呼吸器・消化器内科学（第一内科）

● 執筆者（掲載順）

原永修作	琉球大学大学院医学研究科　感染症・呼吸器・消化器内科学（第一内科）
健山正男	琉球大学大学院医学研究科　感染症・呼吸器・消化器内科学（第一内科）
金城武士	琉球大学大学院医学研究科　感染症・呼吸器・消化器内科学（第一内科）
仲松正司	琉球大学大学院医学研究科　感染症・呼吸器・消化器内科学（第一内科）
横山周平	沖縄県立中部病院　感染症内科
椎木創一	沖縄県立中部病院　感染症内科
山城　信	沖縄県立中部病院　呼吸器内科
仲村秀太	琉球大学大学院医学研究科　感染症・呼吸器・消化器内科学（第一内科）
宮城一也	琉球大学大学院医学研究科　感染症・呼吸器・消化器内科学（第一内科）
山本雄一	琉球大学大学院医学研究科　皮膚病態制御学講座（皮膚科）
峯　嘉子	九州大学病院　油症ダイオキシン研究診療センター
西平守邦	豊見城中央病院　腎臓・リウマチ膠原病内科
比嘉　太	国立病院機構沖縄病院　呼吸器内科
田里大輔	北部地区医師会病院　呼吸器・感染症科
藤田次郎	琉球大学大学院医学研究科　感染症・呼吸器・消化器内科学（第一内科）
仲村　究	福島県立医科大学附属病院　感染制御部
外間　昭	琉球大学医学部附属病院　光学医療診療部（第一内科）
金城　渚	琉球大学医学部附属病院　光学医療診療部（第一内科）
岸本一人	与那原中央病院　消化器内科
金城　徹	琉球大学大学院医学研究科　感染症・呼吸器・消化器内科学（第一内科）
前城達次	琉球大学大学院医学研究科　感染症・呼吸器・消化器内科学（第一内科）
髙木　亮	琉球大学大学院医学研究科　感染症・呼吸器・消化器内科学（第一内科）
星野訓一	琉球大学大学院医学研究科　感染症・呼吸器・消化器内科学（第一内科）
田中照久	琉球大学大学院医学研究科　感染症・呼吸器・消化器内科学（第一内科）
平田哲生	琉球大学大学院医学研究科　感染症・呼吸器・消化器内科学（第一内科）

目で見る感染症

見ためでここまで診断できる！
感染症の画像アトラス

総論　感染症を視覚的にとらえる	8
1章　口腔所見・喀痰所見からの感染症診断	12
2章　爪・皮膚所見からの感染症診断	27
3章　関節所見，およびリンパ節所見からの感染症診断	63
4章　呼吸器感染症の診断	71
5章　消化器感染症の診断	90
6章　HIV関連感染症の診断	134
7章　寄生虫疾患の診断	147

総論 感染症を視覚的にとらえる

原永修作

❶ はじめに

　感染症の診断は患者の状態，病原体，感染巣の3つの視点から考える必要があるが（図1），診察のみで有意な所見が得られない場合もある．画像検査を含む種々の検査を併用することにより感染巣を明確に視覚化することが適切な感染症診療につながる．

　日常臨床においては局所の診察所見や各種画像所見，内視鏡所見などが感染症を疑う契機となったり感染巣の確定や病原体の推測につながったりすることは多い．しかし，感染症を診断するという意識が欠けている場合は実際に見えている典型的かつ重要な所見を見逃すこともありうる．他の疾患においてもそうであるように感染症診療においてもまず，病歴聴取は重要で，問診によって得られた情報をふまえた診察が必要となる．頭痛，湿性咳嗽，腹部や関節など局所の疼痛などの訴えが明らかな場合は，症状のある部位の診察により感染巣の確定は容易である．しかしながら，発熱のみで局所症状に欠ける場合は，感染フォーカスの検索や病原体の推測のために全身の診察を行うとともに適切な検体検査，画像検査や内視鏡検査などを積極的に用いる．

　「感染症を視覚的にとらえる」とは問診で得られた情報を背景に感染症の存在を疑って診察し，適切な検査を施行することによって，病原体と宿主の反応の結果として生じた感染症としての所見を，視診のみならず微生物学的，画像的，内視鏡的に，ときには病理学的にとらえることといえよう．

　以下に感染症診療における視診，検体や画像所見の評価のポイントについて述べる．

❷ 感染症と視診（図2）

- 咳嗽，腹痛などの訴えが明らかな場合は局所の診察（聴診，触診など）を丁寧に行いフォーカスを検索する
- 発熱のみ，もしくは意識レベル低下や全身状態不良な患者で感染症を疑う場合は，検索のために頭の上から足先まで全身の診察を行う

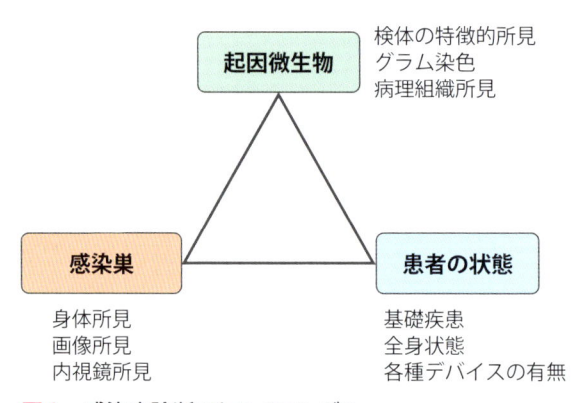

図1　感染症診断のトライアングル

起因微生物：検体の特徴的所見／グラム染色／病理組織所見
感染巣：身体所見／画像所見／内視鏡所見
患者の状態：基礎疾患／全身状態／各種デバイスの有無

どの疾患を rule in/ rule out したいのか意識しながら診察する

留置されているカテーテル，ドレーンなどのデバイスの有無をチェックし，抜去の可否も検討する

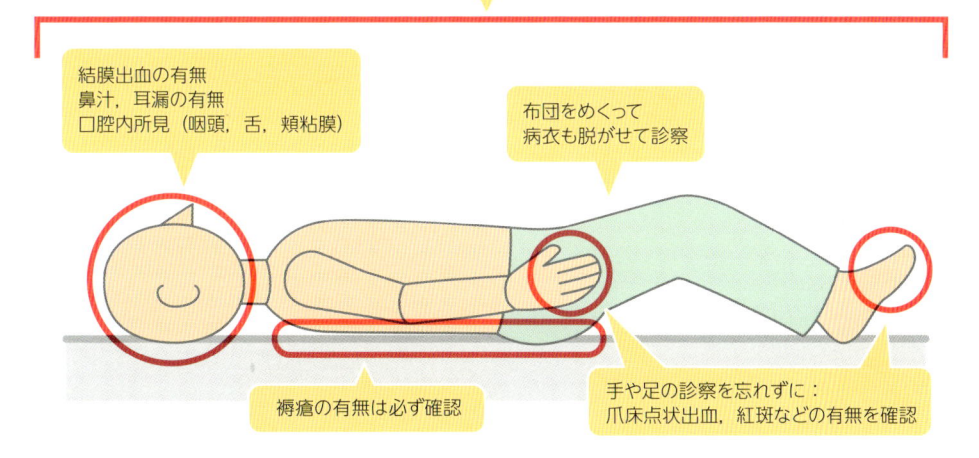

結膜出血の有無
鼻汁，耳漏の有無
口腔内所見（咽頭，舌，頬粘膜）

布団をめくって病衣も脱がせて診察

褥瘡の有無は必ず確認

手や足の診察を忘れずに：
爪床点状出血，紅斑などの有無を確認

図2　感染症を疑う患者の身体診察のポイント

- 全身の診察は鑑別疾患の rule in / rule out を常に頭におきながら進めることが重要である
- 布団や病衣の下に隠れている所見がないか，くまなく確認する
- 皮膚，軟部組織感染症では，局所の発赤，腫脹，熱感など所見から感染巣であることが一見してわかることが多いが，壊死性筋膜炎などの場合は皮膚所見と深部の所見にギャップがあることを認識する．疑った場合には積極的に試験切開を依頼し，深部の所見の視覚化に努めるべきである

  - 特徴的な見ためから患者の背景を含めた感染症の診断に結びつく場合もある
  - 発熱，全身倦怠感でERを訪れた若年男性患者の口腔内所見で舌や口腔粘膜の白苔を確認できれば，口腔内カンジダ（**1章1**）に加え背景にあるHIV感染まで推測できる
  - 発熱を主訴に訪れた患者で爪床線状出血や手掌，足底，指先の紅斑の存在は感染性心内膜炎（**2章2**）による塞栓所見を強く疑う
  - 発熱患者において皮膚の特徴的な刺し口を見つけることができればツツガムシ病（**2章9**）などのリケッチア感染症の検査を行う契機となる

- 入院患者の診察ではラインやチューブ類をチェックし，その必要性，抜去の可否も吟味する
- 中心静脈カテーテルが挿入されていることはカテーテル関連血流感染（catheter-related blood stream infection：CRBSI）のリスクである．刺入部の発赤，腫脹がないことだけではCRBSIの除外にはつながらない[1]ことを認識すべきである

❸ 検体の所見から見る感染症

- 適切に採取された検体の肉眼的所見は感染症診断においてきわめて有用である
- 喀痰，尿，便のように容易に採取できるものから，髄液，胸水，腹水，膿瘍などの穿刺を要するものも含めて，その色調，混濁の有無，膿性の程度を評価する（**表1**）
- 喀痰の質の評価においては Miller & Jones 分類が有用である（**表2**）[2,3]

表1 各種検体の所見と感染症

検体	観察ポイント	感染症の判断
髄液	混濁度，血液混入，キサントクロミーの有無	わずかでも混濁があれば髄膜炎を示唆する
尿	・中間尿で評価する ・混濁度，血液混入，沈殿物の有無	混濁があれば尿路感染症を示唆する
喀痰	・うがい後，大きく咳をして排出する ・喀出困難時は3％高張食塩水のネブライザーで誘発して採取する ・膿性の程度，血液の混入の有無を確認する	・膿性喀痰は下気道感染症を示唆する ・血痰は結核を示唆する
便	色調，性状（固形，下痢，粘液，粘血，血便）	血便，粘血便では細菌性赤痢，腸管出血性大腸菌，腸炎ビブリオ，サルモネラなどの鑑別を要する
胸水，腹水	積極的に穿刺排液し性状（色調，混濁，血性）などを確認する	混濁がみられた場合は胸膜炎，腹膜炎を疑う
膿	画像上膿瘍が疑われた場合は穿刺し，膿性の程度，血液の混濁，臭いなど確認する	肉眼的に膿が確認された段階でドレナージの適応である

表2 喀痰の肉眼的品質管理（改変 Miller & Jones 分類）

分類	性状
漿液性S痰	完全な唾液様検体
粘液性M痰	濃い粘稠な痰で膿性部分なし
膿性P1痰	膿性痰で膿性部分が1/3以下
膿性P2痰	膿性痰で膿性部分が1/3〜2/3
膿性P3痰	膿性痰で膿性部分が2/3以上

M：mucoid（粘性），P：purulent（膿性）
（文献2，3より）

- 特徴的な検体の所見が病原体推測に結びつく場合がある
  - 喀痰の色調から肺炎球菌やレジオネラによる感染を想起するようなこともある（1章3，1章4）
  - 肝膿瘍の穿刺液がアンチョビーペースト様であればアメーバ膿瘍（5章6）を疑うなどもよく知られている所見である
- 得られた検体をグラム染色で確認し培養検査に提出することは当然のことであるが，唾液状の喀痰や全く混濁のない，尿，穿刺液などを培養検査に提出する際にはその検体の見ためや性状，質を評価して行うべきである

4 感染症と画像所見

- 画像所見のみから感染症の診断を確定することは困難であるが，主訴や患者背景などの臨床情報に加えて画像で所見が得られれば感染症の診断にたどり着くことができる
- 画像検査は，体表面からの診察ではその存在が確認できない深部の感染症を視覚化する重要なツールの1つである

- 典型的な画像所見が確認できれば感染症の診断のみならず病原体の推測もできることがある
  - 免疫抑制状態の患者の発熱の精査で撮影した胸部CTですりガラス陰影を伴う浸潤影を認めれば，侵襲性肺アスペルギルス症を疑う（4章2）
  - 画像上ニューモシスチス肺炎に特徴的な所見（4章3）を認識できれば背景にあるHIV感染症も合わせて診断できる可能性がある
- 肝膿瘍や胆道系感染症，泌尿生殖器感染症などは診断の確定のためにエコーや造影CTによる検索が必要となる
- 画像検査による深部膿瘍の確認は診断のみならずドレナージの適応の判断において重要である
- 感染性心内膜炎の疑いでは経胸壁，経食道心エコーでの疣贅の確認を行うが，初回の経食道心エコー陰性の場合もあり検査前確率が高い場合はくり返し検査を行うべきである[4]

5 感染症における内視鏡所見

- 消化管感染症の病変は身体診察のみで同定は不可能であり，他の画像診断ツールでも視覚化することは困難である
- 消化管感染症を疑った場合には内視鏡検査を積極的に行うべきである
- 特徴的な内視鏡所見（5章）からは病原体の推測も可能となり，病変の確認と同時に生検を行うことが可能であり治療方針決定において重要な情報を与えうる

6 おわりに

　感染症の診断は患者の状態を把握しつつ，問診等によって得られた情報をもとに身体診察や種々の検査所見によって，感染巣のフォーカスと起因病原体を明らかにすることが基本である．

　疑わなければ，正しく診察しなければ，必要な検査を施行しなければ，感染徴候を認識することができず，感染症が存在していないという判断に陥りかねない．「感染症を視覚的にとらえる」ということの意義はすなわち，患者体内での病原体と宿主の応答の場を，種々の方法によって明瞭化することで感染症の存在を明らかにすることである．

文　献

1) Safdar N & Maki DG：Inflammation at the insertion site is not predictive of catheter-related bloodstream infection with short-term, noncuffed central venous catheters. Crit Care Med, 30：2632-2635, 2002
2) Miller DL：A study of techniques for the examination of sputum in a field survey of chronic bronchitis. Am Rev Respir Dis, 88：473-483, 1963
3) 小栗豊子，他：検査材料別検査法と検出菌喀痰．「臨床微生物検査ハンドブック第4版」（小栗豊子／編），pp78-83，三輪書店，2008
4) Vieira ML, et al：Repeated echocardiographic examinations of patients with suspected infective endocarditis. Heart, 90：1020-1024, 2004

1章 口腔所見・喀痰所見からの感染症診断

1 感染症の口腔内所見
カンジダ，化膿性扁桃炎，副鼻腔炎（後鼻漏），インフルエンザ

原永修作

症例1　口腔カンジダ症

30歳男性．
主訴は発熱，咽頭痛，体重減少．
来院時の口腔内所見である（図1）．
舌，軟口蓋，頬粘膜に白色から黄白色の点状，斑状の白苔が確認できる．

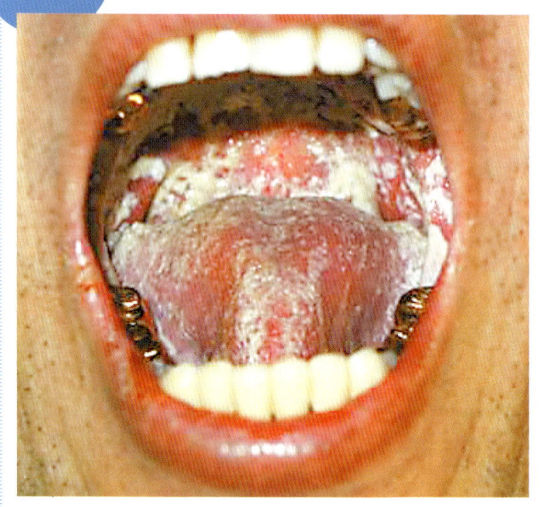

図1　口腔内に認められた白苔
（北部地区医師会病院呼吸器・感染症科　田里大輔先生提供）

目で見た診断ポイント

- 口腔粘膜や舌粘膜に白苔を認めた場合は**口腔カンジダ**を疑う．本症例は**HIV感染者**であった
- 白苔以外にも粘膜の発赤（萎縮性紅斑）や粘膜潰瘍，出血がみられることもある
- 軽症・中等症では無症状の場合も多いためハイリスク患者においては，定期的に口腔内所見の観察が必要である
- ステロイド投与中の患者においては，口腔内白苔を認める頻度が高いことに留意する

次の一手（病歴・身体所見・確定診断に必要な検査）

- 口腔カンジダの患者は舌痛，咽頭痛，または味覚障害などを訴えることが多い
- 口腔粘膜の白苔を擦過し，グラム染色（図2），培養にて確定診断する
- 免疫抑制薬の全身投与，担がん患者，または抗菌薬の投与を確認する．また長期間摂食不良な場合にもみられる
- 免疫抑制薬の使用や基礎疾患が確認されない若年者の場合はHIV感染者であることが示唆される

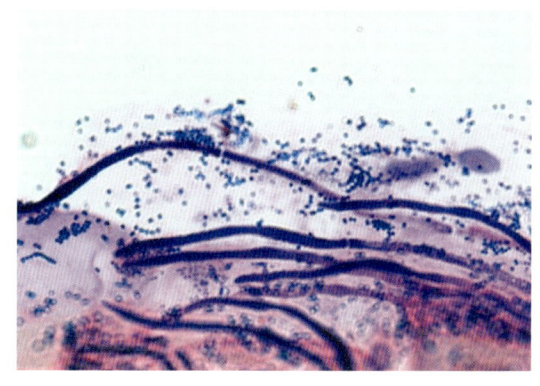

図2 口腔内白苔のグラム染色
上皮細胞上に萌芽したグラム陽性の酵母様真菌の仮性菌糸および口腔内の常在菌を認める

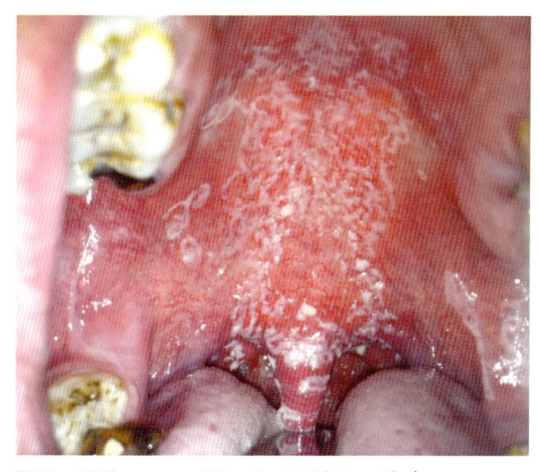

図3 吸入ステロイドによる口腔カンジダ
軟口蓋〜口蓋垂にかけて白苔の付着を認める

- 喘息や慢性閉塞性肺疾患（chronic obstructive pulmonary disease：COPD）に用いられる吸入ステロイドによっても口腔カンジダを認めることがある（図3）
- 口腔カンジダ所見のある患者が胸部不快感，嚥下時の痛みを訴える場合は食道カンジダ（「5章3 食道の感染症」pp101〜105参照）を疑い上部消化管内視鏡を施行する
- 背景が不明な若年者の口腔カンジダ症患者ではHIV抗体検査を行うべきである

これだけは知っておきたい疾患の概要

- 口腔・咽頭カンジダ症（鵞口瘡）は主に*Candida albicans*によって起こる口腔・咽頭粘膜の局所感染症である
- 発症リスクとして，新生児，義歯を装着している高齢者，抗菌薬使用，化学療法施行，頭頸部への放射線治療，またはAIDS患者をはじめとする細胞性免疫が低下する基礎疾患，などである
- 近年では喘息やCOPDに用いられる吸入ステロイド使用後に含嗽が不十分な場合にも認められる

治療の基本

- 重症度に応じて抗真菌薬の局所（アムホテリシンB内用液の内服＋含嗽またはミコナゾールゲルの塗布）および全身投与（イトラコナゾール）を行う
- 吸入ステロイドによって生じた場合は吸入後の含嗽を徹底する

症例2　化膿性扁桃炎

30歳男性．
主訴は咽頭痛および発熱．
来院時の口腔内所見である．
両側の扁桃の腫大，発赤，膿栓の付着などがみられる（図4）．

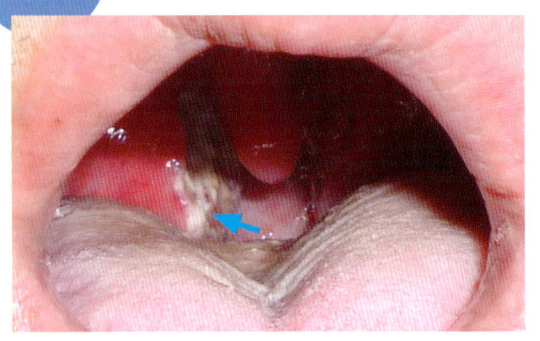

図4　扁桃の腫大，発赤，膿栓
左側に膿栓（➡）が見える
（北部地区医師会病院呼吸器・感染症科 田里大輔先生提供）

👀で見た診断ポイント

- 発赤，膿性粘液を伴う扁桃腫大を認めた場合，**化膿性扁桃炎**が疑われる
- 扁桃の膿性分泌物はウイルス性疾患でも認められ，必ずしも細菌感染を示唆する所見ではない

次の一手（病歴・身体所見・確定診断に必要な検査）

- 化膿性扁桃炎では高度の発熱，頭痛，急性発症の咽頭痛，嚥下痛などの症状がみられる
- 扁桃の発赤，腫大，分泌物，赤く腫れ上がった口蓋垂などがみられる
- A群β溶血性連鎖球菌の迅速検査は，診断に有用であるが，感度は80〜90％程度であることを認識する

これだけは知っておきたい疾患の概要

化膿性扁桃炎の主な起因菌はA群β溶血性連鎖球菌である．A群β溶血性連鎖球菌による咽頭炎の臨床診断にはCentor's scoreが有用である[1]．

Centor's score[1]
　①問診上の発熱　　　　　　　　　③扁桃腫大，白苔や滲出液
　②圧痛を伴う前頸部リンパ節腫脹　　④咳嗽を伴わない

上記すべての項目が当てはまる症例の57％が真のA群β溶血性連鎖球菌による咽頭炎であったと報告されている

治療の基本

- Centor's scoreでA群β溶血性連鎖球菌の可能性が低い場合は抗菌薬を投与せず対症療法とする
- A群β溶血性連鎖球菌による急性咽頭炎と診断した場合はペニシリン系抗菌薬やクリンダマイシンによる治療を選択する
- A群β溶血性連鎖球菌による急性咽頭炎との鑑別が必要な伝染性単核球症に，アモキシシリン（AMPC）を投与すると高率に皮疹がみられるため，伝染性単核球症が否定できない場合はAMPCの使用は避ける

症例3　副鼻腔炎（後鼻漏）

59歳男性．
主訴は2週間前からの増悪する湿性咳嗽．
口腔内所見にて咽頭後壁に上咽頭から垂れ込む淡黄色の分泌物（いわゆる後鼻漏）を認めた（図5）．

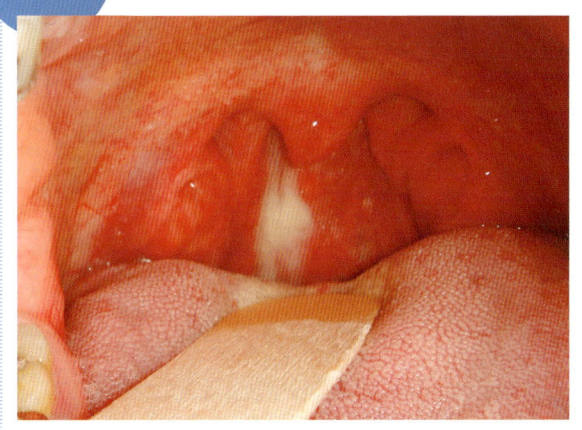

図5　上咽頭から垂れ込む淡黄色の分泌物

症例4　副鼻腔炎（後鼻漏）

30代女性．
慢性の咳を主訴に来院．
咽頭後壁に後鼻漏による敷石状変化を認める（図6）．

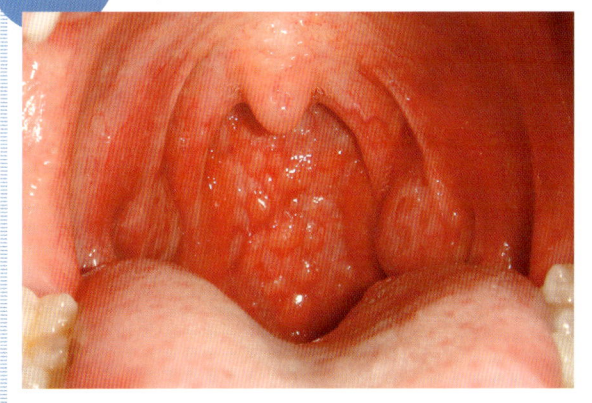

図6　敷石状変化

で見た診断ポイント

- 扁桃腫大などがなく，開口時にすでに咽頭に膿性分泌物が確認できれば**後鼻漏**と診断可能
- 開口したままで数秒待つことで，垂れ込みが出現し後鼻漏が確認できることがある
- 鼻すすりをしてもらった後に診察することで，後鼻漏の検出率が上がる可能性がある
- 後鼻漏がくり返される症例では，慢性刺激のために敷石状変化（図6）がみられる
- 後鼻漏の自覚や診察時の咳ばらいが後鼻漏を疑うヒントになるものの，無症状の場合もある

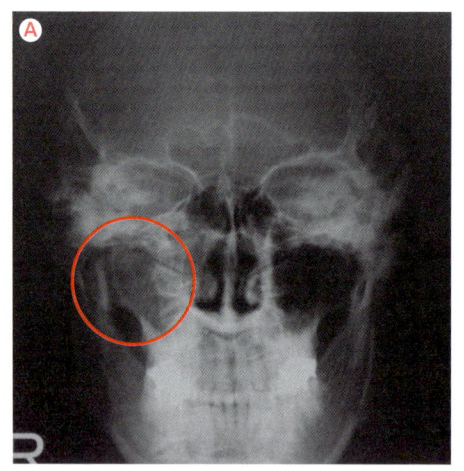

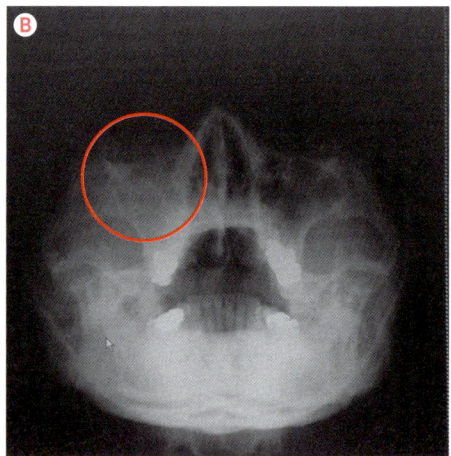

図7　上顎洞の透過性低下（〇）
A：顔面正面（P→A）　B：ウォーターズ法

次の一手（病歴・身体所見・確定診断に必要な検査）

- 急性副鼻腔炎および慢性副鼻腔炎増悪の場合には，頬部の疼痛，叩打痛を認める（本症例では左頬部の叩打痛を認めた）
- 副鼻腔X線で，上顎洞の透過性低下（図7A，B）や液面形成の有無を確認する
- 喀出した分泌物のグラム染色，および培養検査にて細菌感染の有無を評価する

これだけは知っておきたい疾患の概要

- 後鼻漏はアレルギー性鼻炎，通年性非アレルギー性鼻炎，血管作動性鼻炎や急性鼻咽頭炎，または急性副鼻腔炎などでみられる
- 急性副鼻腔炎の原因微生物はウイルスが最も多く，細菌ではインフルエンザ桿菌や肺炎球菌が多い
- 後鼻漏の存在は，遷延性咳嗽，または慢性咳嗽の原因となりうる

治療の基本

- 症状のコントロールには，鎮痛薬，抗アレルギー薬，点鼻ステロイドなどを用いる
- 急性副鼻腔炎の症状が持続し，塗抹，培養で細菌感染が確認されれば抗菌薬を投与する

| 症例5 | インフルエンザウイルス感染症 |

18歳女性．
発熱，悪寒を主訴に救急室受診．
口腔内を診察したところ，咽頭後壁に赤色の円形の隆起が多数認められた（図8）．

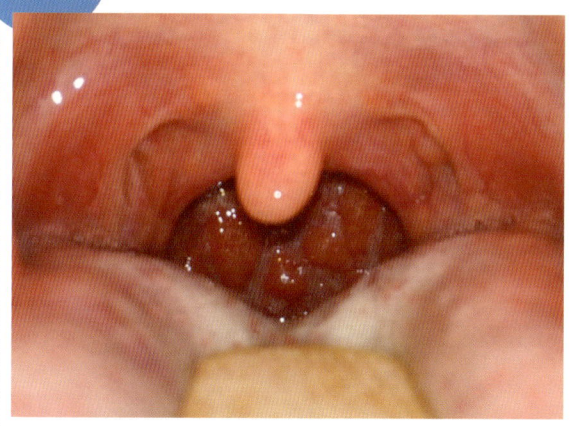

図8　咽頭後壁に認めた赤色の円形の隆起
（琉球大学救急部　玉城佑一郎先生提供）

で見た診断ポイント

- 発熱や全身症状のある患者が咽頭の濾胞所見を認める場合，**インフルエンザウイルス感染症**の可能性がある
- 孤立した境界明瞭の半球状の濾胞で，米粒様あるいは涙滴様である
- 濾胞は赤紫色でイクラ状，表面は緊満して光沢があり，半透明である
- 濾胞の頂点の光の反射を見るため，診断に使用する光源は単光源の白色LED照明を用いるのが最適である

次の一手（病歴・身体所見・確定診断に必要な検査）

- 感染後1～3日の潜伏期間のあと突然の高熱で発症する
- 関節痛，筋肉痛，頭痛，および全身倦怠感などの全身症状を伴うことが多い
- のどの痛み，咳，鼻水などの呼吸器症状は数日遅れて出現することが多い
- 確定診断のためにはインフルエンザ迅速診断検査を行う

これだけは知っておきたい疾患の概要

咽頭の濾胞は時間経過に伴い所見が変化する．

1) 典型的インフルエンザ濾胞

発症初期にみられる濾胞は上述したイクラ状の小濾胞．

2) インフルエンザ濾胞の可能性が高い所見

インフルエンザ感染の中期（発症から数日後）に観察できる濾胞は，ときに周囲の咽頭後壁粘膜よりも赤みが強く隣接した濾胞と癒合している．呈示症例はこの時期の所見である．

3) 非典型的濾胞

インフルエンザ感染の後期にもみられる周囲がくびれていて白みがかった濾胞は非特異的で他のウイルス感染でも認められる．

治療の基本

- インフルエンザと診断した場合は，抗インフルエンザ薬の投与を行う
- 全身状態が良好であれば，解熱鎮痛薬などの対症療法でもよい

文　献

1) Fine AM, et al：Large-scale validation of the Centor and McIsaac scores to predict group a streptococcal pharyngitis. Arch Intern Med, 172：847-852, 2012
2) Miyamoto A & Watanabe S：Posterior pharyngeal wall follicles as early diagnostic marker for seasonal and novel influenza. Gen Med, 12：51-60, 2011

1章 口腔所見・喀痰所見からの感染症診断

2 成人ヘルパンギーナ

健山正男

症例　成人に発症したヘルパンギーナ

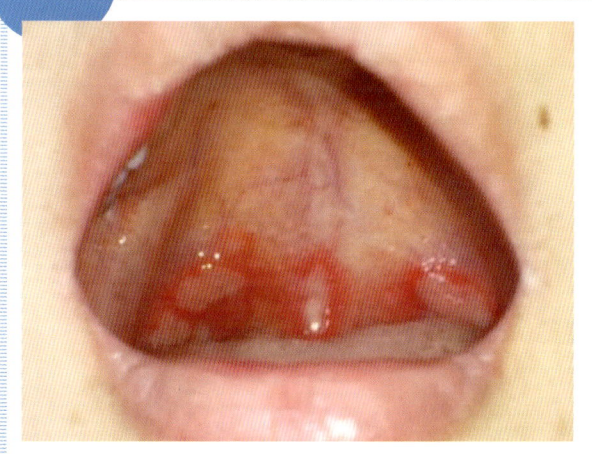

28歳女性．
主訴：昨日からの38.6℃の発熱と強い咽頭痛．
　　　関節痛および腰背部痛なし．1週間以内の性交渉なし．
既往歴：なし．
口腔内所見を図1に示す．

図1　口腔内所見

👀で見た診断ポイント

咽頭粘膜の発赤が顕著であり，軟口蓋から口蓋弓にかけての部位に紅暈（こううん）（発疹の周囲に生じた紅斑）で囲まれた小水疱を認める（図1）．突然の発熱と口腔内の所見，他症状などから，**ヘルパンギーナ**が疑われる．

✋次の一手（病歴・身体所見・確定診断に必要な検査）

本症は実施臨床上は臨床診断で十分である．感染症法による報告のための基準[1]においても，「臨床的特徴を有し，症状や所見から**ヘルパンギーナ**が疑われ，かつ突然の高熱での発症，口蓋垂付近の水疱疹や潰瘍，発赤を認めること」とされている．

鑑別診断としては単純ヘルペスウイルス歯肉口内炎，手足口病，アフタ性口内炎，淋菌性咽頭炎があげられる．

❗これだけは知っておきたい疾患の概要

ヘルパンギーナは症候名であり，その原因ウイルスはEnterovirus属であるウイルスに起因し，主にコクサッキーウイルスA群である．発熱と口腔粘膜に表れる水疱性の発疹を特徴とした急性のウイルス性咽頭炎である．5歳以下の乳幼児を中心に，夏から秋にかけて流行するが，本症のように成人が罹患すると重症化することが報告されている[2]．

感染経路はEnterovirus属であるため，接触感染，飛沫感染である．**潜伏期は2～4日で，突然の38℃以上の発熱に続いて，強い咽頭痛が出現する**．通常は2～4日で解熱し，その後粘膜疹も消失する．ほとんどが予後良好であるが，稀に無菌性髄膜炎，急性心筋炎などを合併する．
　本症では，回復期でも2～4週間にわたってウイルスが便中に排泄されるため，2次伝播を抑止することは困難なことが多い．

治療の基本

　特異的な治療方法はなく，通常は対症療法のみである．咽頭痛が強く飲水が困難な症例では，脱水に対する治療が必要である．無菌性髄膜炎，急性心筋炎などを合併した場合には病因診断を含めて入院が必要である．

文献

1) 厚生労働省：感染症法に基づく医師及び獣医師の届出について　32　ヘルパンギーナ（2015年5月閲覧）
http://www.mhlw.go.jp/bunya/kenkou/kekkaku-kansenshou11/01-05-25.html
2) Fraser TM：Clinical findings in an epidemic of herpangina with myalgic, neurological and gastro-enteritic features. Can Serv Med J, 13：407-419, 1957

1章 口腔所見・喀痰所見からの感染症診断

3 喀痰所見から紐解く呼吸器感染症①
レジオネラ肺炎

金城武士

症例　レジオネラ肺炎

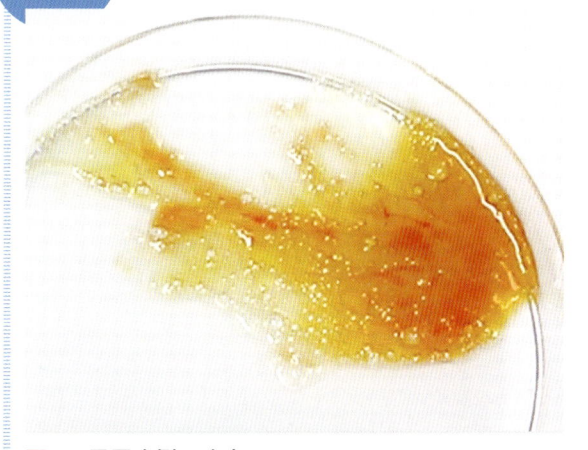

図1　呈示症例の喀痰
オレンジ色を呈している
（文献1より転載）

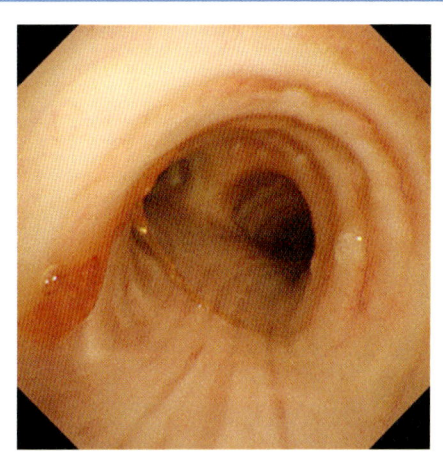

図2　気管支鏡所見
気管内にもオレンジ色の痰を認めた
（文献1より転載）

> 56歳男性.
> 来院の3日前から食思低下，湿性咳嗽，下痢があり，その後，不穏状態となったため，異変に気付いた家族が救急車を要請し，救急外来へ搬送された．胸部単純X線写真では右中下肺野に浸潤影が認められた．喀出痰はオレンジ色を呈しており，気管内にも同様の痰が観察された．
> （図1，2）

👀で見た診断ポイント

- 痰の色調が肺炎の起因菌推定のヒントになることがある
- **レジオネラ肺炎**ではオレンジ色の喀痰が認められることがある[1,2]
- 鉄さび色の喀痰は肺炎球菌，暗赤色の粘稠痰（currant jelly sputum）はクレブシエラ（*Klebsiella pneumoniae*）による肺炎でみられることがある[3]

✋次の一手（病歴・身体所見・確定診断に必要な検査）

- レジオネラ肺炎の起因菌は*Legionella pneumophila*（以下レジオネラ）である．潜伏期は2〜10日程度で，突然の高熱や呼吸器症状で発症する．また頭痛や筋肉痛，関節痛，また下痢や嘔吐などの消化器症状を伴うことが多い

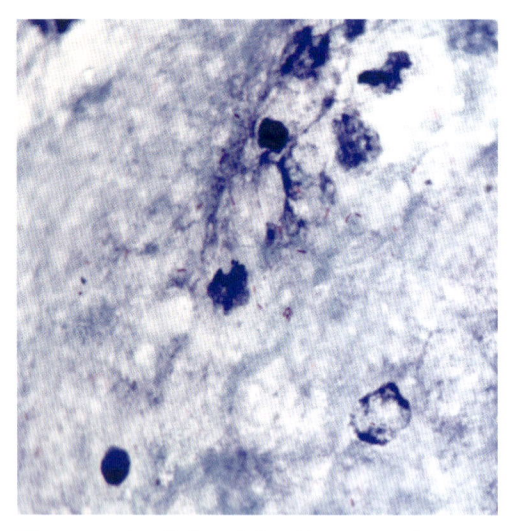

図3　ヒメネス染色で赤色に染まったレジオネラ
写真の中央に赤く染色されたレジオネラがいくつも見える（北部地区医師会病院呼吸器・感染症科 田里大輔先生提供）

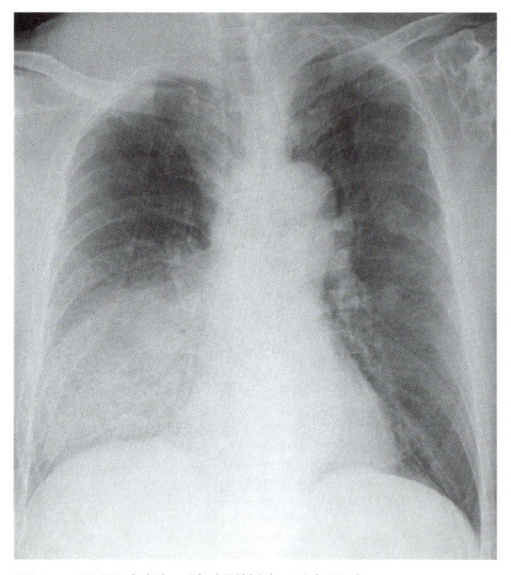

図4　呈示症例の胸部単純X線写真
右中下肺野に浸潤影，左中肺野に結節状陰影を認めた（文献1より転載）

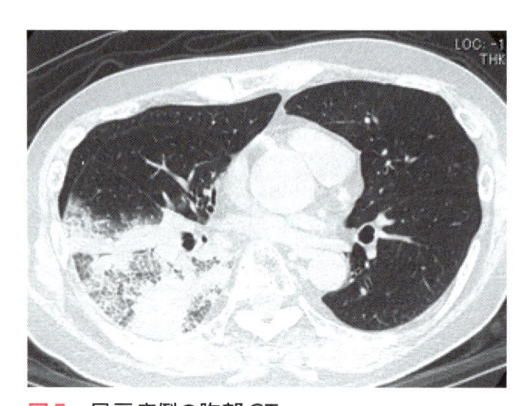

図5　呈示症例の胸部CT
右下葉に気管支透亮像を伴う浸潤影が認められた（文献1より転載）

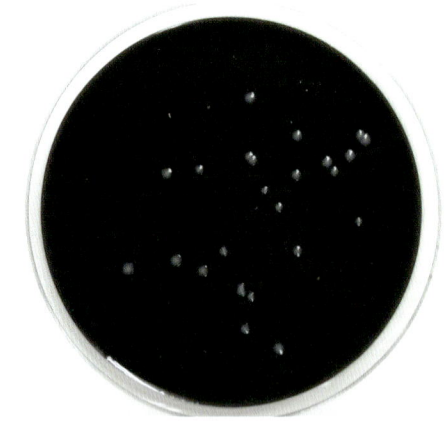

図6　レジオネラ選択培地に発育したL. pneumophilaのコロニー

- レジオネラはグラム陰性桿菌であるがグラム染色では検出できず，ヒメネス（Gimenez）染色を行う必要がある（図3）
- 胸部の画像所見では非区域性の大葉性肺炎のパターンを呈するのが典型的で，進行すると病変が多葉に拡がる（図4，5）
- 血液検査では，低ナトリウム血症，低リン酸血症，高CPK血症を認めることが多い
- 確定診断は臨床検体からのレジオネラ分離培養がgold standardである（図6）
- L. pneumophila血清群1を対象とする尿中抗原検出キットが市販されており，特に免疫クロマトグラフィー法は簡便でベッドサイドでも施行可能であるが，発症後早期には偽陰性となることがあり注意が必要である（図7）

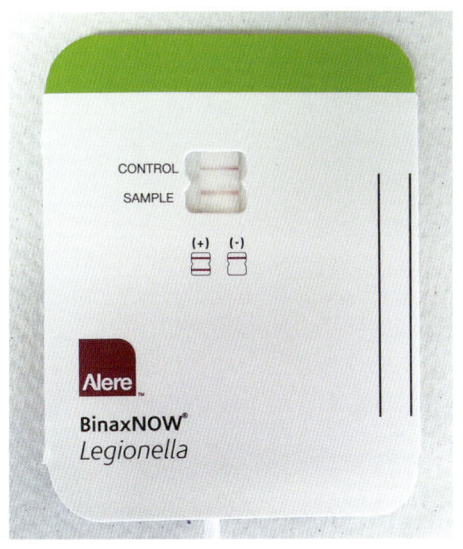

図7 レジオネラ尿中抗原検査の陽性例

これだけは知っておきたい疾患の概要

- レジオネラ症にはポンティアック熱型と肺炎型の2つの病型がある
- ポンティアック熱型は肺炎を認めず発熱および頭痛を主徴とする病型で，無治療で改善する予後良好な病態である
- *L. pneumophila* 血清群1以外のレジオネラ菌種による肺炎が3割程度存在するとされ，これらの診断には菌の分離培養の他，PCR法やLAMP（loop-mediated isothermal amplification）法による検査を行う
- レジオネラ症は4類感染症に指定されており，診断したらすぐに保健所へ届け出る必要がある

治療の基本

- 治療はフルオロキノロン系抗菌薬やマクロライド系抗菌薬が用いられる．前者は2週間，後者なら3週間の治療が標準的であるが，病状に応じて適宜投与期間を決定する
- 尿中抗原検出キットは肺炎治癒後も長期間陽性となることがあり，治療の効果判定には用いることができない

文献

1) Kinjo T, et al：Orange sputum in a patient with *Legionella pneumophila* pneumonia. Intern Med, 53：2029-2030, 2014
2) Fujita J, et al：Mechanism of formation of the orange-colored sputum in pneumonia caused by *Legionella pneumophila*. Intern Med, 46：1931-1934, 2007
3) Donowitz GR：Acute pneumonia.「Mandell, Douglas, Bennett's Principles and practice of infectious diseases, 7th edition」(Mandell GL, et al), pp891-916, Churchill Livingstone Elsevier, 2010

1章 口腔所見・喀痰所見からの感染症診断

4 喀痰所見から紐解く呼吸器感染症②
肺炎球菌性肺炎

金城武士

症例　肺炎球菌性肺炎

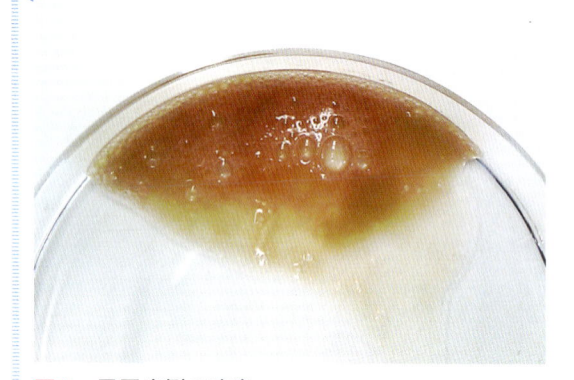

61歳男性．来院2日前より湿性咳嗽が出現し，来院前日の夜から38.3℃の発熱と悪寒戦慄があり救急室を受診された．胸部単純X線写真で肺炎像を認め，喀痰は鉄さび色を呈していた（図1）．

図1　呈示症例の喀痰
鉄さび色を呈している

👀で見た診断ポイント

- 痰の色調が肺炎の起因菌推定のヒントになることがある
- 鉄さび色，オレンジ色，暗赤色（currant jelly）の喀痰はそれぞれ，**肺炎球菌（Streptococcus pneumoniae）**，レジオネラ（Legionella pneumophila），クレブシエラ（Klebsiella pneumoniae）による肺炎でみられることがある[1〜3]．

✋次の一手（病歴・身体所見・確定診断に必要な検査）

- 症状は**高熱**や**悪寒戦慄**の他，ときに**胸痛**を伴う
- 肺の聴診では，吸気時に**湿性ラ音**（coarse crackles）が聴取される
- **喀痰のグラム染色で多数のグラム陽性双球菌，そして多核白血球による貪食像**が観察されれば，肺炎球菌が起因菌である可能性が高い．対比のため，市中肺炎の原因となる主要な病原微生物のグラム染色所見も呈示する（図2〜5）
- 喀痰や尿中の肺炎球菌抗原を検査する迅速キットが市販されており，特に喀痰が採取できない場合には尿中抗原検査が有用である（図6）
- 肺炎球菌性肺炎は非区域性の大葉性肺炎パターンを呈するのが典型的であるが，気管支肺炎パターンを呈することもある（図7）

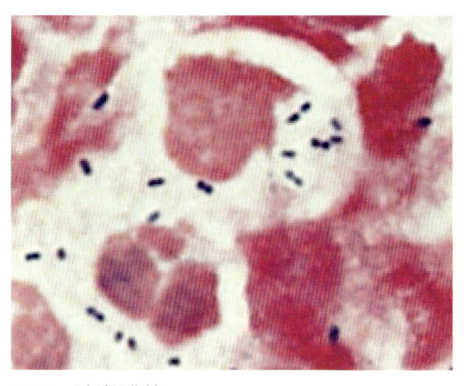

図2 肺炎球菌
グラム陽性の双球菌（北部地区医師会病院呼吸器・感染症科 田里大輔先生提供）

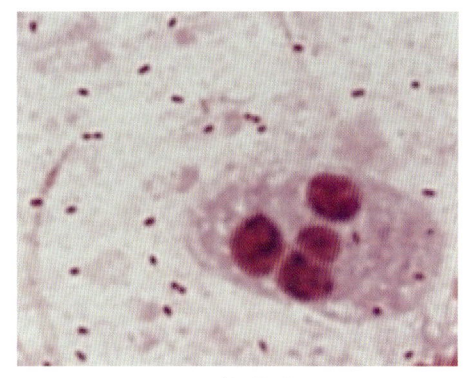

図3 インフルエンザ桿菌（*Haemophilus influenzae*）
グラム陰性の球桿菌（北部地区医師会病院呼吸器・感染症科 田里大輔先生提供）

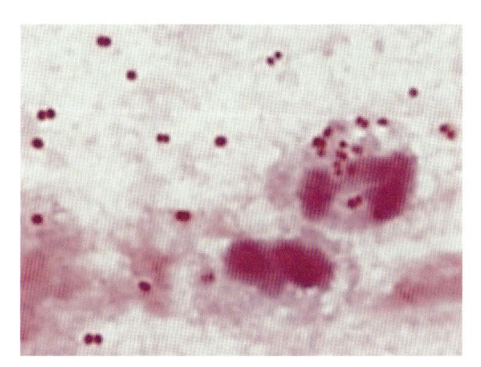

図4 モラキセラ・カタラーリス（*Moraxella catarrhalis*）
グラム陰性の双球菌（北部地区医師会病院呼吸器・感染症科 田里大輔先生提供）

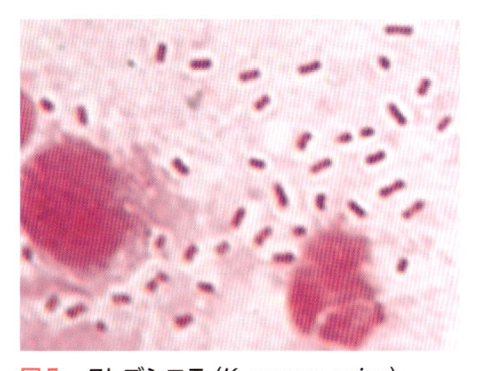

図5 クレブシエラ（*K. pneumoniae*）
周囲にhaloを伴う中型のグラム陰性桿菌（北部地区医師会病院呼吸器・感染症科 田里大輔先生提供）

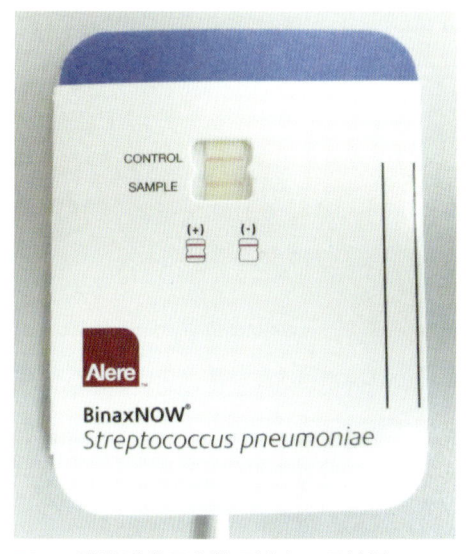

図6 肺炎球菌尿中抗原検査の陽性例

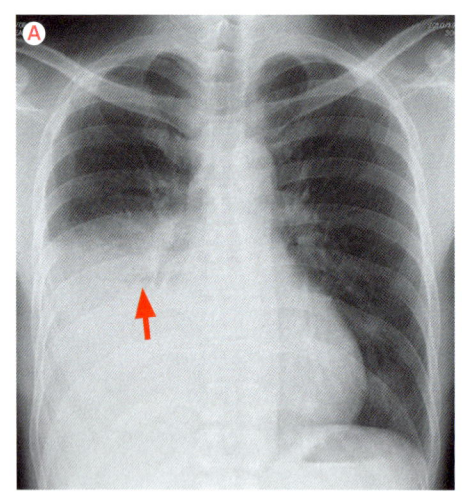

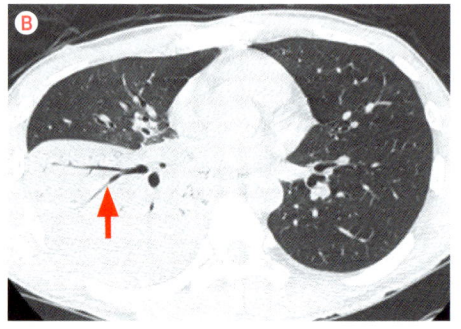

図7 肺炎球菌性肺炎患者の胸部単純X線写真（A）とCT像（B）
右下葉に気管支透亮像を伴う浸潤影（→）が認められる

これだけは知っておきたい疾患の概要

- 肺炎球菌は，約半数の健常者の口腔や鼻咽腔に常在している
- 肺炎球菌は市中肺炎を起こす原因微生物のなかで最も頻度が高い（20〜30％）
- 高齢，アルコール多飲，慢性呼吸器疾患，脾機能低下は肺炎球菌性肺炎発症の危険因子である
- 肺炎球菌の尿中抗原迅速検査の感度は74％，特異度は97％である[4]
- 成人に対する肺炎球菌ワクチンはこれまで23価肺炎球菌莢膜多糖体ワクチンのみ使用可能であったが，2014年6月より沈降13価肺炎球菌結合型ワクチンが使用可能となった．また，2014年10月から23価肺炎球菌莢膜多糖体ワクチンの定期接種が開始された．後者は無毒化したジフテリア蛋白を結合させることで免疫原性を高めている

治療の基本

- 治療はペニシリン系抗菌薬が第一選択となる．国内で分離される肺炎球菌の約半分がペニシリンに耐性（penicillin-resistant *S. pneumoniae*：PRSP）あるいは中等度耐性（penicillin-intermediate *S. pneumoniae*：PISP）とされており，重症例では第3世代セフェム系抗菌薬で治療を開始し，薬剤感受性検査の結果をみてde-escalationを考慮する
- 治療期間は合併症がない場合には1週間前後が目安となるが，血清プロカルシトニン値（PCT）は抗菌薬中止のタイミングを判断する一助となる[5]（PCT＜0.25 ng/mLで中止を考慮）

文献

1) Fujita J, et al：Mechanism of formation of the orange-colored sputum in pneumonia caused by *Legionella pneumophila*. Intern Med, 46：1931-1934, 2007
2) Kinjo T, et al：Orange sputum in a patient with *Legionella pneumophila* pneumonia. Intern Med, 53：2029-2030, 2014
3) Donowitz GR：Acute pneumonia.「Mandell, Douglas, Bennett's Principles and practice of infectious diseases, 7th edition」(Mandell GL, et al), pp891-916, Churchill Livingstone Elsevier, 2010
4) Sinclair A, et al：Systematic review and meta-analysis of a urine-based pneumococcal antigen test for diagnosis of community-acquired pneumonia caused by *Streptococcus pneumoniae*. J Clin Microbiol, 51：2303-2310, 2013
5) Schuetz P, et al：Procalcitonin algorithms for antibiotic therapy decisions: a systematic review of randomized controlled trials and recommendations for clinical algorithms. Arch Intern Med, 171：1322-1331, 2011

2章 爪・皮膚所見からの感染症診断

1 カテーテル関連血流感染症

仲松正司

症例1　カテーテル関連血流感染症（中心静脈カテーテル）

50代男性．
大腸がん術後で絶食，中心静脈から高カロリー輸液中の術後7日目に悪寒戦慄を伴う発熱．
中心静脈カテーテル刺入部の皮膚所見である（図1）．

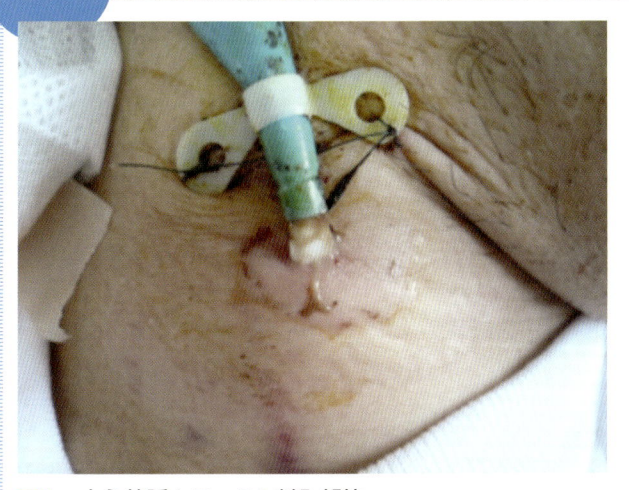

図1　中心静脈カテーテル刺入部位
カテーテル刺入部位の発赤がみられる（文献1より転載）

👀で見た診断ポイント

- 血管内カテーテル刺入部位に発赤や腫脹，膿性分泌物を認めた場合には**カテーテル関連血流感染症**（catheter-related blood stream infection：CRBSI）を疑う
- しかし，カテーテル刺入部の炎症所見は特異度は高いが感度が低い[1]ため，**刺入部に何らかの所見があれば感染を疑う重要な所見となるが，所見が乏しい場合でもCRBSIを否定することはできない**
- グラム陰性桿菌による静脈炎は特に局所の所見に乏しいとされている

次の一手（病歴・身体所見・確定診断に必要な検査）

- カテーテル留置中の患者に発熱・悪寒・戦慄・バイタルサイン異常などの敗血症の徴候を認めた場合には，CRBSIの可能性を常に考える
- CRBSIを疑った場合には，抗菌薬開始前に末梢血管とカテーテルからそれぞれ1セットずつ，計2セットの血液培養を採取する．ボトルには採取部位を記載する
- カテーテル刺入部に滲出液があれば滲出液の培養やグラム染色も有用である

- 他に感染巣がなければカテーテルを抜去し先端を培養に提出する．**CRBSIが疑われない場合に，ルーチンですべてのカテーテル先端を培養に提出（抜去記念培養）する必要はない**
- CRBSIを疑いカテーテル先端を培養に提出するときは，必ず末梢からの血液培養も同時に提出する！（CRBSIの診断では末梢からの血液培養検査で菌を検出することが必須）
- 末梢から血液培養検体採取が困難な場合には，異なるカテーテル・ルーメンから2セット以上の検体を採取することでも代用可能とされる．しかし原則は末梢からの採取であり，採取が困難な事例にのみ限定されるべきと考える

これだけは知っておきたい疾患の概要

CRBSIの確定診断は以下の通りである

①少なくとも1セットの末梢血血液培養で検出された菌と，カテーテル先端の培養検査で検出された菌が一致

②カテーテルと末梢血それぞれから採取された血液培養検体において
1) カテーテルから採取された血液から検出される微生物のコロニー数が，末梢から採取されたもののコロニー数の3倍以上
2) カテーテルから採取された血液培養検体が，末梢から採取された血液培養検体より少なくとも2時間以上早く陽性となる

※注意：血液培養は抗菌薬投与前に採取していること，各血液培養ボトルあたりの血液量を同じ量にすることが前提

治療の基本

- CRBSIを疑った場合は通常全例治療適応であり，抗菌薬投与が必要である
- カテーテルも可能なかぎり抜去する
- 初期治療では，原因微生物として頻度の高いブドウ球菌をターゲットとした薬剤を選択する．国内では黄色ブドウ球菌におけるMRSA（methicillin-resistant *Staphylococcus aureus*，メチリシン耐性黄色ブドウ球菌）の割合が30〜50％であることを考えると，通常は抗MRSA薬（バンコマイシン等）が第一選択薬になることが多い
- バイタルサインが不安定な患者，重症敗血症患者ではグラム陰性桿菌の経験的治療も考慮すべきである
- 標準治療期間は合併症がなければ14日間で，持続菌血症がみられたり何らかの合併症がある場合は適宜十分期間治療を行う

症例2　カテーテル関連血流感染症（皮下埋込み型ポート）

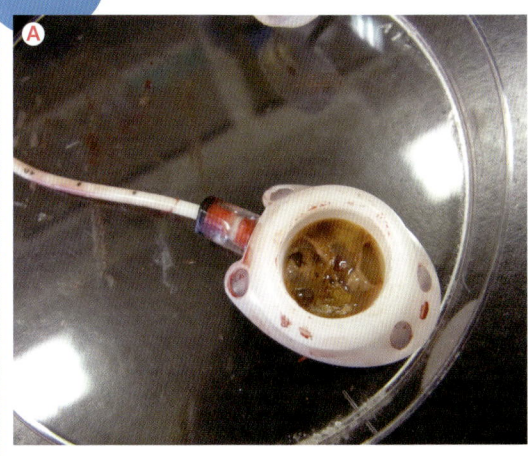

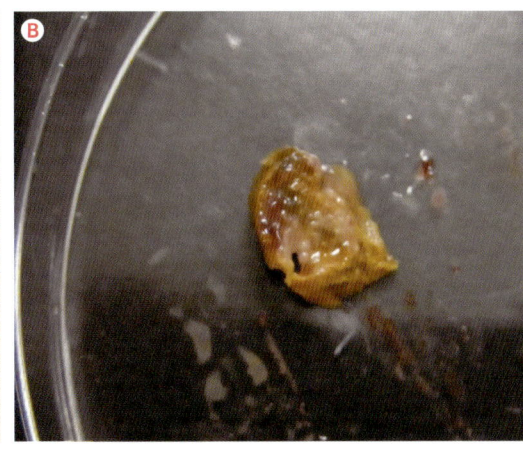

図2　抜去したポートとその内容物

60代男性．
クローン（Crohn）病，短腸症候群で左前胸部に皮下埋め込み型ポートが挿入され自宅で週2回脂肪製剤を注入している．
脂肪製剤注入後しばらくすると38℃台の発熱が出ることが続き来院した．
抜去したポート底部に固形物が認められた（図2）．

目で見た診断ポイント

- 抜去したポートに茶褐色の固形物を確認
- 固形物をグラム染色すると，酵母様真菌が認められた（図3）

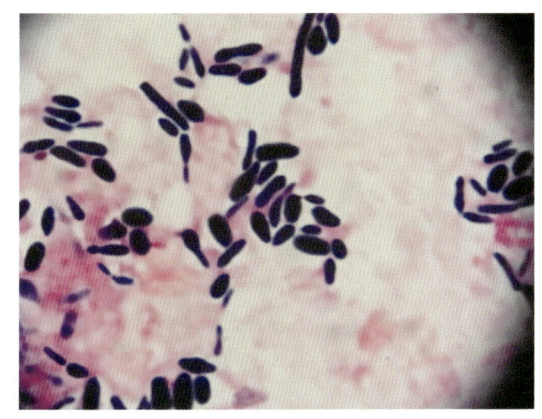

図3　ポート内容物のグラム染色
酵母様真菌が観察された

次の一手（病歴・身体所見・確定診断に必要な検査）

- 末梢より血液培養2セットを採取する
- 本症例では末梢から採取された血液培養2セットいずれからも，酵母様真菌が分離され，*Candida parapsilosis* と同定された

これだけは知っておきたい疾患の概要

- *Candida* 属によるCRBSIの代表的なリスクとしては，広域抗菌薬の使用，完全静脈栄養（total parenteral nutrition：TPN），ステロイド，（消化管）手術，カンジダのコロナイゼーション（複数カ所）等があげられる[2]
- 高リスク患者でCRBSIを疑った場合には，抗ブドウ球菌薬に加え，抗真菌薬を経験的治療薬に加えることを考慮すべきである

治療の基本

- *Candida* 属によるCRBSIのすべての症例で，抗真菌薬による治療が推奨される
- カテーテルは抜去すべきである
- 真菌性眼内炎の合併もみられ，眼底の精査を行うことが必要である
- 標準治療期間は**血液培養の陰性化が確認できた日から**14日間で，合併症があれば延長し十分な期間の投与が推奨される

文 献

1) 村上 穣：カテーテル関連血流感染症（CRBSI）．レジデントノート，13：869-873，2011
2) Safdar N & Maki DG：Inflammation at the insertion site is not predictive of catheter-related bloodstream infection with short-term, noncuffed central venous catheters. Crit Care Med, 30：2632-2635, 2002
3) Pfaller MA & Diekema DJ：Epidemiology of invasive candidiasis：a persistent public health problem. Clin Microbiol Rev, 20：133-163, 2007

2章 爪・皮膚所見からの感染症診断

2 感染性心内膜炎

横山周平, 椎木創一

症例　感染性心内膜炎

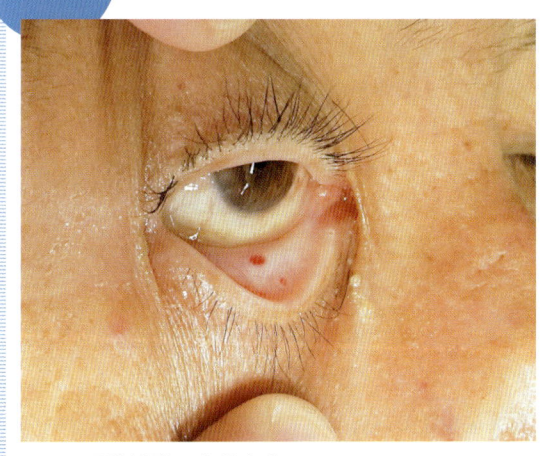

55歳男性．心臓も含め手術歴なし．
2カ月前より全身倦怠感が出現し，3日前から食欲低下も伴ったため救急室を受診した．
診察にて心尖部にLevine Ⅲ/Ⅵの汎収縮期雑音を聴取し，眼瞼結膜に点状出血を認めた（図1）．
口腔内衛生環境は不良であった．

図1　眼瞼結膜の点状出血

目で見た診断ポイント

- 感染性心内膜炎（infective endocarditis：IE）では微小塞栓，免疫反応による点状出血が身体の末端部にみられる
- 手指にできる点状出血は塞栓機序で起きるJaneway病変（図2）と，免疫反応で起きるOsler結節（図3）がある．Osler結節は罹病期間が長期になると出現し，圧痛を伴うことが特徴である
- 爪床線状出血（splinter hemorrhage）や眼底のRoth斑（図4）も免疫反応による所見である

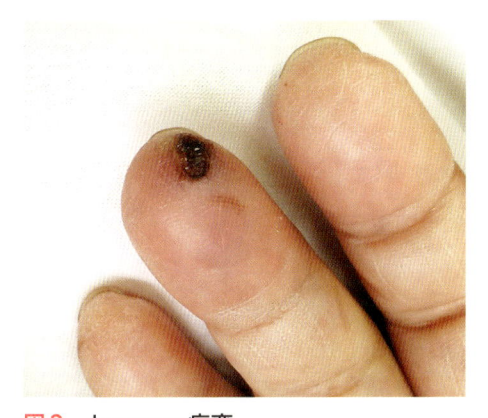

図2　Janeway病変

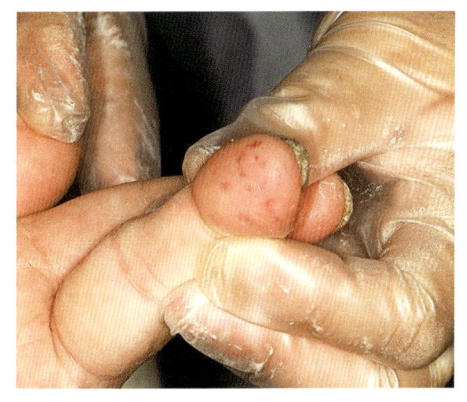

図3　Osler結節

次の一手（病歴・身体所見・確定診断に必要な検査）

1）病歴
- **心臓弁置換術の既往（手術時期，置換弁の部位，生体弁か機械弁）や心臓内デバイスの有無**を確認する
- 出血を伴う歯科治療や不良な口腔内衛生環境はIEの起因菌の侵入門戸があることを示す

2）身体所見
- 80〜90％の症例で発熱を認める．また，**全身倦怠感，食思不振，悪寒，体重減少などの非特異的全身症状**を訴える．免疫反応の症状として関節痛や筋肉痛が起きることもある
- 微小塞栓や免疫反応による末梢血管病変を認める．**眼瞼・眼球結膜，口腔粘膜，爪床，手指や足趾・足底の皮膚，眼底（Roth斑）を観察する**（図4, 5）
- **心雑音は，聴取した領域・雑音の大きさ・雑音の性状に注意する**．以前の診療録を参考に新規の心雑音かどうかを確認する．また，雑音の性状変化もIEを示唆する所見となる
- 中枢神経病変は心外症状として頻度が高く，重篤である．意識状態，四肢麻痺，深部腱反射および脳神経症状などの神経学的所見を確認する
- 脾腫や脾梗塞を合併すると左側腹部痛がみられる

3）検査
- **血液培養は，診断や抗菌薬選択の軸となる最も重要な検査である**（図6）．**抗菌薬投与前に少なくとも3セット採取する**．時間を変えて連続的に血液培養が陽性となることがIEであることを示す
- **心エコー検査で疣贅を検索する**（図7）．侵襲の低い経胸壁心エコー検査（transthoracic echocardiography：TTE）から行われることが多いが，疣贅の感度は経食道心エコー検査（transesophageal echocardiography：TEE）の方が高い．したがってTTEで疣贅を認めなくてもIEが疑わしい症例，人工弁や心臓内デバイスなど人工物のためTTEで評価が難しい症例，弁周囲膿瘍（特に大動脈弁）の評価を必要とする症例（房室ブロックが出現している例）ではTEEを積極的に行う
- 頭部造影CTまたはMRI検査で中枢神経病変（脳塞栓症，感染性動脈瘤，脳膿瘍，髄膜炎）を評価する（図8）
- 頸部〜骨盤造影CTで，肺，腎臓，肝臓および脾臓などの塞栓所見や，腸腰筋膿瘍，感染性動脈瘤を検索する（図9, 10）

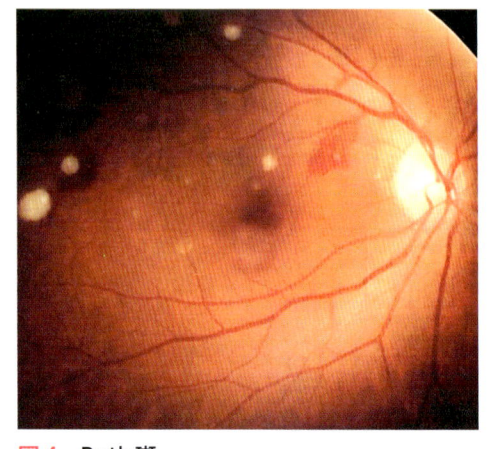

図4　Roth斑

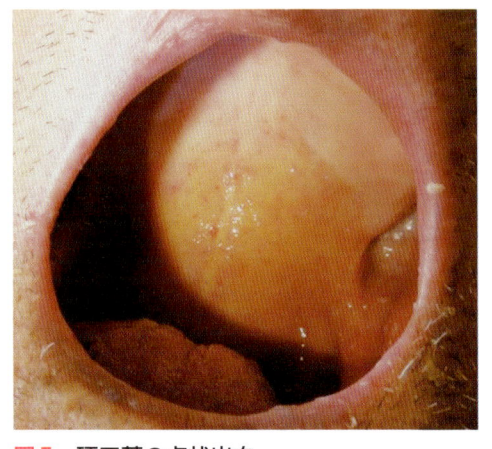

図5　硬口蓋の点状出血

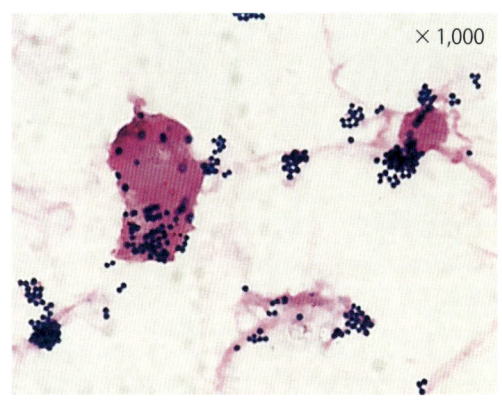

図6 血液培養から検出された *Staphylococcus aureus*（グラム染色）

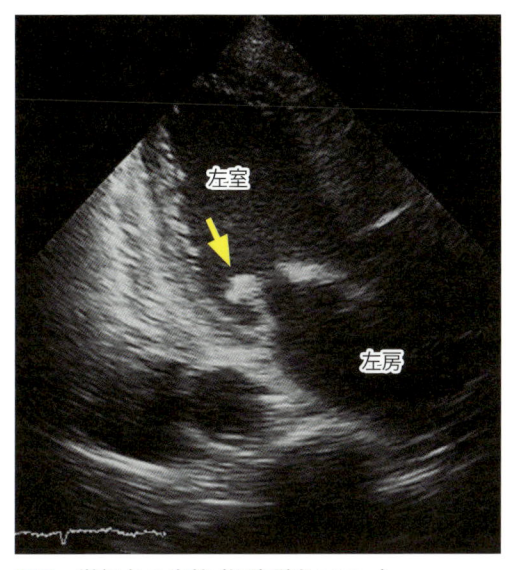

図7 僧帽弁の疣贅（経胸壁心エコー）

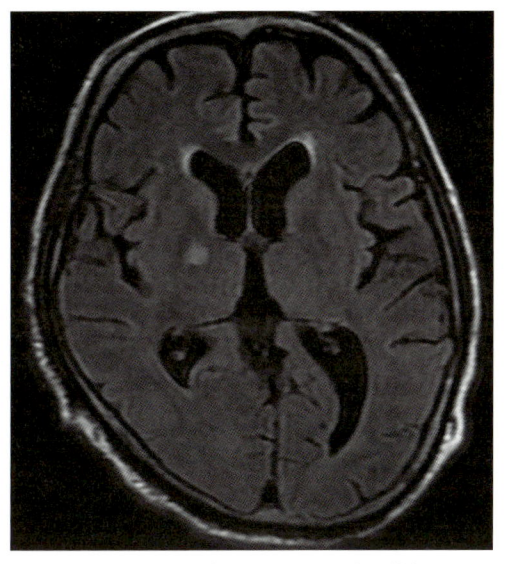

図8 脳塞栓症（脳単純MRI，T1強調像）
右視床に梗塞像を認める

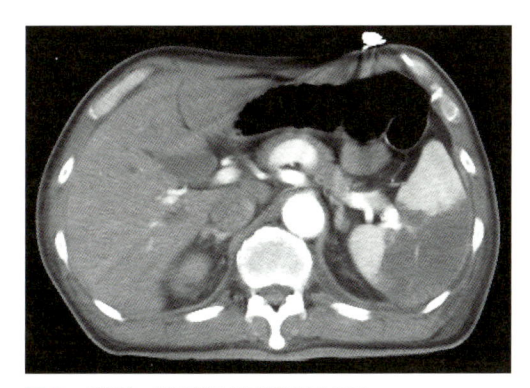

図9 脾腫，脾梗塞（腹部造影CT）

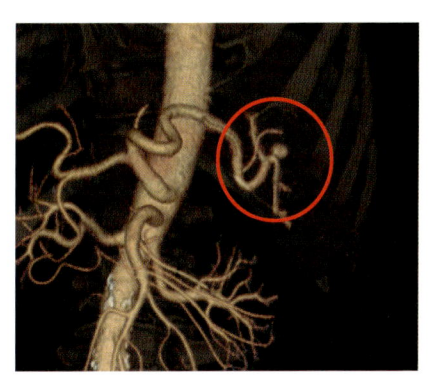

図10 脾動脈にできた感染性動脈瘤（〇）
3D-CTアンギオ，再構成像

2章 爪・皮膚所見

33

- 血液検査では炎症反応の上昇（白血球数増加，CRP上昇，赤血球沈降速度亢進）を認める．また，補体低下，リウマチ因子陽性，PR3-ANCA（C-ANCA）陽性などの免疫反応を認めることがある
- 尿検査での血尿や腎機能悪化は感染性糸球体腎炎や腎梗塞の合併を示唆する

これだけは知っておきたい疾患の概要

- 感染性心内膜炎は心臓の心内膜（多くは心臓弁）にフィブリンと細菌からなる疣贅が形成され，持続的な菌血症を起こす感染症である．弁逆流症などによる心不全症状と，微小塞栓が全身性に播種して生じる塞栓症や免疫複合体が引き起こす免疫反応などにより，非常に多彩で全身的な症状を呈する．**所見が局所に定まらないため「不明熱」とされることが多い**
- 連鎖球菌とブドウ球菌で起因菌の80％を占める．**血液培養検査でこれらの菌が検出された場合，IEを鑑別にあげて精査する（特に連続的に血液培養陽性となった場合）**
- 臨床所見，心エコー検査，細菌学的所見からなるmodified Duke criteria（表1）[4]はIEの診断に関して，感度・特異度はともに80％である

表1　modified Duke criteria[4]

大基準
血液培養陽性 ・感染性心内膜炎として典型的な菌が2セットから陽性 　Viridans streptococci, *Streptococcus bovis*, HACEKグループ, *Staphylococcus aureus* 　感染源不明の*Enterococcus*属市中感染 ・持続的血液培養陽性 　少なくとも12時間以上間隔を開けて採取した血液培養2セットが陽性 　血液培養3セットすべてが陽性，もしくは4セット以上の大半が陽性 ・*Coxiella burnetii*が1回でも血液培養から検出，もしくはphase 1 IgG抗体が800倍以上
心内膜病変 ・感染性心内膜炎の心エコー所見 　　疣贅，膿瘍，新規の人工弁の離開 ・新規の弁逆流症
小基準
・素因：感染性心内膜炎を起こしうる心疾患，静脈注射の常用 ・発熱：体温＞38℃ ・血管病変：動脈性塞栓，感染性肺塞栓症，感染性動脈瘤，脳内出血，眼球結膜出血，Janeway病変 ・免疫反応：糸球体腎炎，Osler結節，Roth斑，リウマチ因子 ・微生物：大基準を満たさないが血液培養陽性，起因菌に対する血清学的証拠

Definite：IE確定	Possible：IE疑い
・大基準2つ ・大基準1つ+小基準3つ ・小基準5つ	・大基準1つ+小基準1つ ・小基準3つ

（文献4より）

［筆者註］原著では*Streptococcus bovis*だが，2003年に*Streptococcus gallolyticus*へ菌名が変更されている
HACEKグループ：*Haemophilus aphrophilus, Haemophilus parainfluenzae, Haemophilus paraphrophilus, Haemophilus influenzae, Actinobacillus actinomycetemcomitans, Cardiobacterium hominis, Eikenella corrodens, Kingella kingae, Kingella denitrificans*

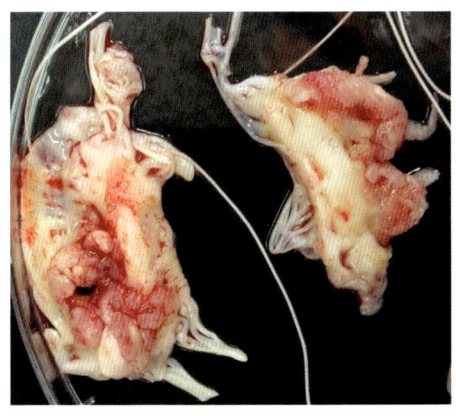

図11 僧帽弁に付着した疣贅（手術検体）

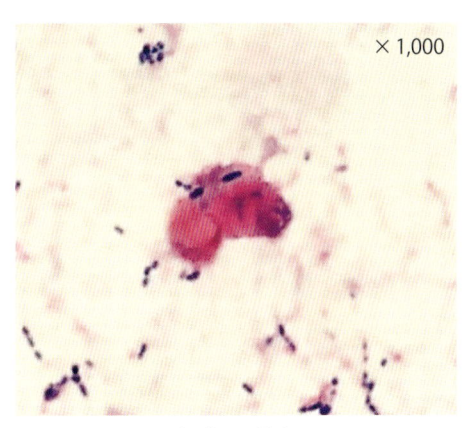

図12 疣贅の直接グラム染色
（*Streptococcus mutans*）

治療の基本

- 起因菌に有効な抗菌薬を十分量，十分な期間使用することが重要である．治療期間は4週間が基本だが，合併症がある，人工弁であるなどの場合や，起因菌により治療期間をさらに延長することもある
- **血液培養検査結果が得られる前に抗菌薬を開始する場合，起因菌として最も多い連鎖球菌とブドウ球菌をカバーできる抗菌薬を選択する．**日本ではクロキサシリンやオキサシリンなどのブドウ球菌用ペニシリンが入手できないため，セファゾリン＋バンコマイシンで治療開始することが多い
- 治療開始後は血液培養検査をくり返し，これが陰性化することにより治療効果を判定する．ただし培養陰性化は治療終了を意味しないことに注意する
- **重度の心不全，コントロールがつかない菌血症，塞栓症の予防（特に疣贅が大きい場合）は外科的手術の適応となる．**時期を逃さないようすみやかに心臓血管外科にコンサルテーションすることが重要である
- **手術で得られた弁組織を直接スライドガラスに塗布してグラム染色を行うと起因菌の推定ができることがある**（図11，12）．また組織の培養検査も有意義であり，血液培養検査で検出困難な病原体（*Bartonella* 属など）では，この弁組織を用いてPCR法を行うと早期に起因菌を同定することが可能である

文 献

1) Habib G, et al：Guidelines on the prevention, diagnosis, and treatment of infective endocarditis (new version 2009)：the Task Force on the Prevention, Diagnosis, and Treatment of Infective Endocarditis of the European Society of Cardiology (ESC). Endorsed by the European Society of Clinical Microbiology and Infectious Diseases (ESCMID) and the International Society of Chemotherapy (ISC) for Infection and Cancer. Eur Heart J, 30：2369-2413, 2009
2) Hoen B & Duval X：Clinical practice. Infective endocarditis. N Engl J Med, 368：1425-1433, 2013
3) 「Mandell, Douglas, Bennett's Principles and practice of infectious diseases 7th edition」(Mandell GL, et al), Churchill Livingstone Elsevier, 2010
4) Li JS, et al：Proposed modifications to the Duke criteria for the diagnosis of infective endocarditis. Clin Infect Dis, 30：633-638, 2000
5) Kang DH, et al：Early surgery versus conventional treatment for infective endocarditis. N Engl J Med, 366：2466-2473, 2012

2章 爪・皮膚所見からの感染症診断

3 爪の感染症
爪真菌症（爪白癬），爪疥癬，緑色爪

山城 信

症例1 爪真菌症（爪白癬）

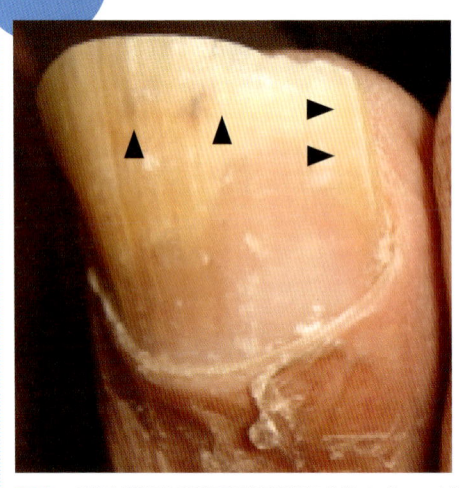

80歳女性．心肺蘇生後で寝たきり，胃瘻造設後の患者．足趾に図1の所見を認めた．

図1 遠位側縁爪甲下爪真菌症（distal and lateral subungual onychomychosis：DLSO）
爪甲の遠位部および側縁部に混濁および爪甲剥離を認める（▶）

👀で見た診断ポイント

- 爪の肥厚・変形をみたらまず，**異常が存在することを認識し，爪真菌症（爪白癬）を疑う**
- 爪真菌症の分類法には諸説あるが，本稿では図1～4の亜型を紹介する（遠位側縁爪甲下爪真菌症，表在性白色爪真菌症，近位爪甲下爪真菌症，全異栄養性爪真菌症）

✋次の一手（病歴・身体所見・確定診断に必要な検査）

- 爪甲の混濁した部分あるいは爪甲下角質増殖部から角質を採取し，水酸化カリウム（KOH）を用いて鏡検する（図5）
- 検体の採取やKOH直接鏡検のやり方は皮膚真菌.jp[1]のサイトで詳細に解説されている

❗これだけは知っておきたい疾患の概要

- 爪白癬症の日本における頻度は2.6％，皮膚科外来受診患者の1～2割との報告があり，年齢や患者背景によっても大きく異なる
- 起因菌は*Trychophyton*属によるものがほとんどである．*Candida*属も同様の病変をきたすが，爪郭炎（爪囲炎）の合併や，爪甲の褐色調混濁をみることが多い

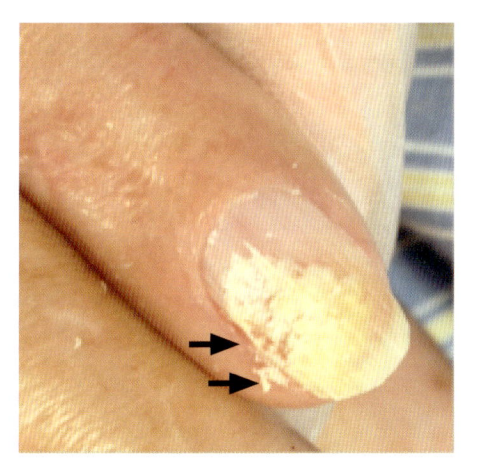

図2 表在性白色爪真菌症（superficial white onychomycosis：SWO）
爪甲表面に粉状の白濁がみられる．この白濁部は容易に剥離する（➡）

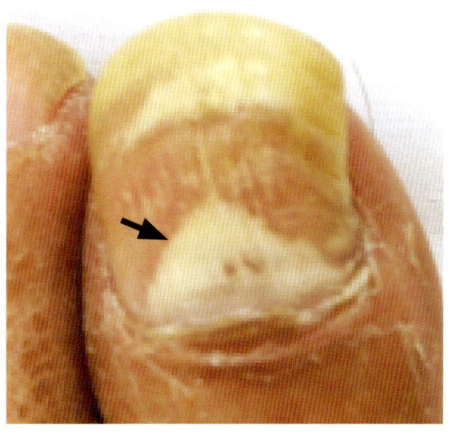

図3 近位爪甲下爪真菌症（proximal subungual onychomycosis：PSO）
爪甲近位部より白濁し（➡）変形はみられない．免疫抑制患者でみられることが多い

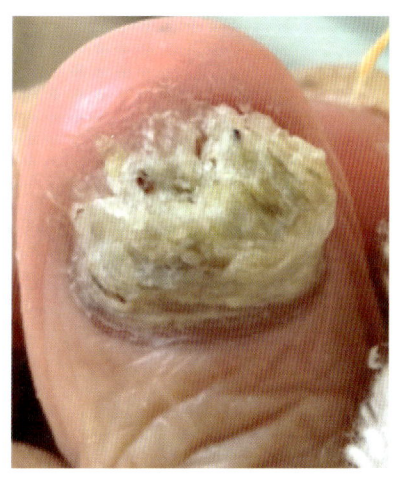

図4 全異栄養性爪真菌症（total dystrophic onychomycosis：TDO）
指爪が著しく肥厚，混濁し爪甲下角質増殖を認める．DLSO，SWO，PSOのどの型で始まっても最終的にTDOに至る可能性がある

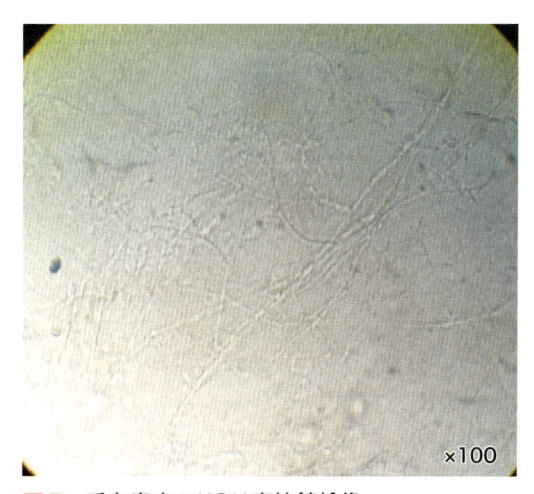

図5 爪白癬症のKOH直接鏡検像
細長い菌糸を認める

- 危険因子として**高齢，末梢血管病変，外傷，免疫不全をきたす状態**（糖尿病，HIV感染症，免疫抑制薬の服用）などがある
- 鑑別疾患としては**乾癬，反復する爪への刺激に伴う外傷，悪性疾患**（主に黒色腫や扁平上皮がん）などがある

治療の基本

- 爪真菌症は深在性真菌症に分類され，**原則として抗真菌薬の内服が必要**である
- 爪真菌症の病変部は爪切りやバールなどで**可能な限り除去**するのが望ましい

症例2　爪疥癬

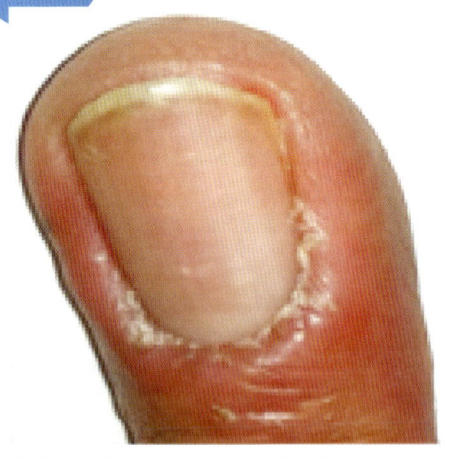

図6 疥癬による爪郭炎（爪囲炎）
爪郭の発赤，腫脹および角化を認める

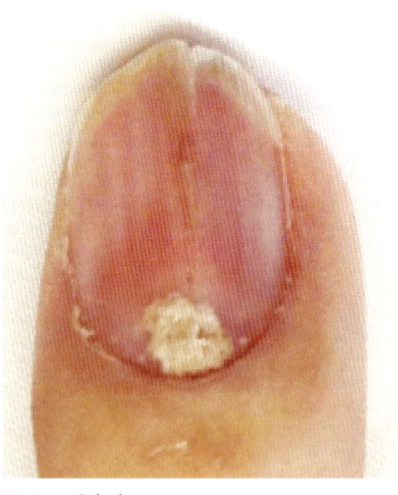

図7 爪疥癬
爪甲近位部が部分的に肥厚し爪甲下角質増殖を伴っている

70歳男性．角化型疥癬の治療中で全身に落屑を伴う丘疹があり，瘙痒感を伴っている．爪を見ると図6，7の所見がみられた．

目で見た診断ポイント

- 爪疥癬は，他の部位（手掌，指間など）にも落屑，丘疹を伴う
- 疥癬も爪郭炎をきたすことがある

次の一手（病歴・身体所見・確定診断に必要な検査）

- 爪白癬と酷似し，爪の肉眼所見だけでは判別できない
- 落屑または爪甲より検体を採取し，KOHによる直接鏡検でヒゼンダニの虫体，虫卵を確認できる

これだけは知っておきたい疾患の概要

- 疥癬によって図6，7のように爪に病変をきたすことがある．角化型疥癬と同様に免疫不全の存在下でみられる

治療の基本

- 治療はイベルメクチン内服などの角化型疥癬の治療に準じる

症例3　緑色爪

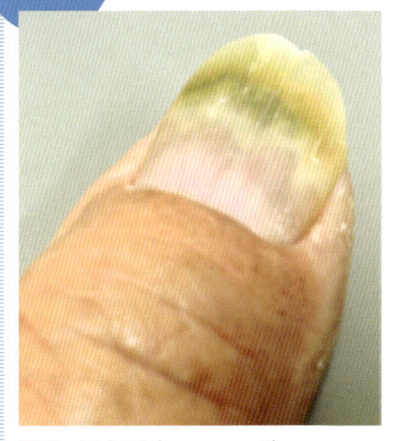

70歳男性．慢性閉塞性肺疾患（chronic obstructive pulmonary disease：COPD），糖尿病で通院中の患者．盆栽が趣味で右拇指の爪が緑色に変色しているのが気になっている（図8）．

図8　緑色爪（green nail）
爪甲は爪甲剥離を伴って暗緑色に着色している

目で見た診断ポイント

- 緑色爪は緑膿菌感染
- *Proteus mirabilis* 感染では黒色爪となる

次の一手（病歴・身体所見・確定診断に必要な検査）

- 爪真菌症同様，角質を採取し，KOH直接鏡検を行う
- 水仕事，ガーデニング，ネイルアートなど爪への刺激となるような習慣の有無を確認する

これだけは知っておきたい疾患の概要

- 緑色爪をみたら緑膿菌（*Pseudomonas aeruginosa*）感染を疑う．健康な爪から直接緑色爪になることはなく，爪に何らかの病変が存在し，そこに二次的に緑膿菌感染が生じることによる

治療の基本

- 爪の原疾患の治療および局所の乾燥が治療の原則である．外用抗菌薬でも改善する

文 献

1) 皮膚真菌.jp／望月先生の真菌講座／基礎02　KOH直接鏡検法の実際（2015年5月閲覧）
http://www.hifushinkin.jp/kisokoza/basiccourse02/bc0203.html
2) 「爪　基礎から臨床まで」（東禹彦／著），金原出版，2004
3) 「Diseases of the nails and their management 4th edition」（Baran R, et al, eds），Wiley-Blackwell, 2012
4) Ameen M, et al：British Association of Dermatologists' guidelines for the management of onychomycosis 2014. Br J Dermatol, 171：937-958, 2014
5) 渡辺晋一，他：皮膚真菌症診断・治療ガイドライン．日本皮膚科学会誌, 119：851-862, 2009
6) Westerberg DP & Voyack MJ：Onychomycosis: Current trends in diagnosis and treatment. Am Fam Physician, 88：762-770, 2013
7) de Berker D：Clinical practice. Fungal nail disease. N Engl J Med, 360：2108-2116, 2009

2章 爪・皮膚所見からの感染症診断

4 皮膚軟部組織感染症①
帯状疱疹

仲村秀太

症例　帯状疱疹

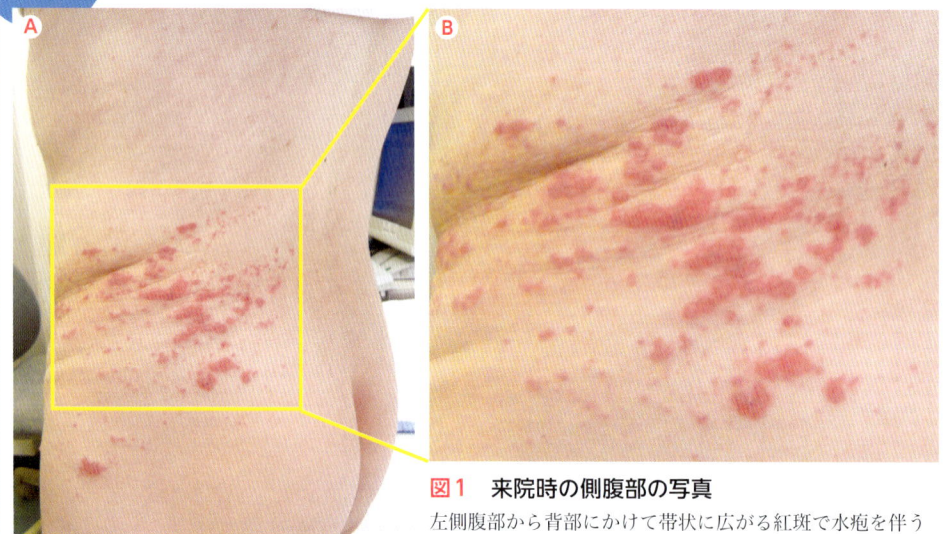

図1　来院時の側腹部の写真
左側腹部から背部にかけて帯状に広がる紅斑で水疱を伴う

30歳男性，HIV感染症で通院中．
数日前から側腹部に痛みを伴う皮疹（図1）が出現したため外来受診．

👀で見た診断ポイント

- 初期には淡い紅斑を呈し小水疱を伴いデルマトームに沿って出現する（図2）
- 経過とともに紅斑の色調は明瞭化し水疱は増大，膿疱化していく（図3）
- 皮疹に先行して瘙痒や疼痛を認めることが多い．**帯状疱疹**の所見である

🖐 次の一手（病歴・身体所見・確定診断に必要な検査）

- 鑑別のために皮疹の出現部位（片側でデルマトームに一致しているか），疼痛の有無や知覚の左右差について評価を行う
- 鑑別すべき疾患としては，接触性皮膚炎，虫刺症，丹毒，伝染性膿痂疹があげられる
- 水疱やびらんがある場合にはTzanck試験で多核巨細胞（ballooning cell）を確認することでヘルペス属ウイルス感染症の診断をすることができる．ただし，単純ヘルペスとの鑑別はできない

40　目で見る感染症

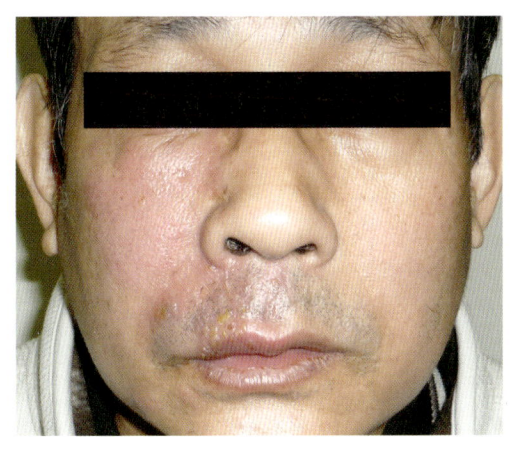

図2 呈示症例の顔面の紅斑
右頬部に浮腫性紅斑を認める．上口唇部には小水疱が点在する

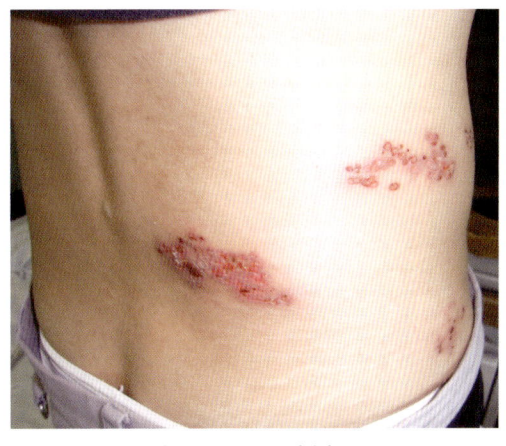

図3 発症から数日経過した症例
増大した水疱が膿疱化の後に破砕（冒頭とは別症例）

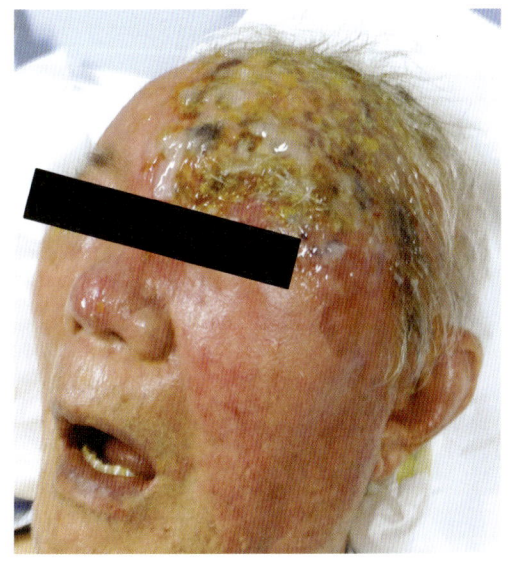

図4 Hutchinson徴候を呈した症例
眼瞼に水疱，浮腫を伴い角膜炎の合併が疑われた．鼻背から鼻尖部に皮疹を認めた

- 病変検体を用いた蛍光抗体法やPCR法によって水痘帯状疱疹ウイルス（varicella-zoster virus：VZV）の存在診断を行うことができる
- HIV感染者や免疫不全状態の患者では複数のデルマトームにわたって皮疹が出現することもあるため注意が必要である
- 鼻背から鼻尖部（鼻毛様体神経支配領域）に皮疹を認めた場合，眼合併症が発症しやすい（Hutchinson徴候）．このような症例では眼科医へのコンサルトを行う（図4）
- 皮疹が耳介・外耳道に生じ，顔面神経麻痺，内耳神経症状を伴うものはRamsay Hunt症候群（ラムゼイハント症候群）と呼ばれる

これだけは知っておきたい疾患の概要

- VZVの再活性化によって生じる有痛性の皮疹．加齢や免疫不全状態は帯状疱疹発症のリスクとなる
- 高齢者や急性期帯状疱疹が重症であった場合には，慢性的な疼痛が遷延する帯状疱疹後神経痛に移行しやすいといわれている

治療の基本

- 抗ウイルス薬（ファムシクロビル，バラシクロビル，アシクロビル）の投与を行う
- 汎発疹がある症例では個室管理を行う
- 帯状疱疹後神経痛を残さないためにもできるだけ早期からの投薬治療が重要である

文 献

1) 「全ての診療科で役立つ皮膚診療のコツ これだけは知っておきたい症例60」（山崎雄一郎/監，木村琢磨，他/編），羊土社，2010

2章 爪・皮膚所見からの感染症診断

5 皮膚軟部組織感染症② 丹毒

宮城一也

症例　丹毒

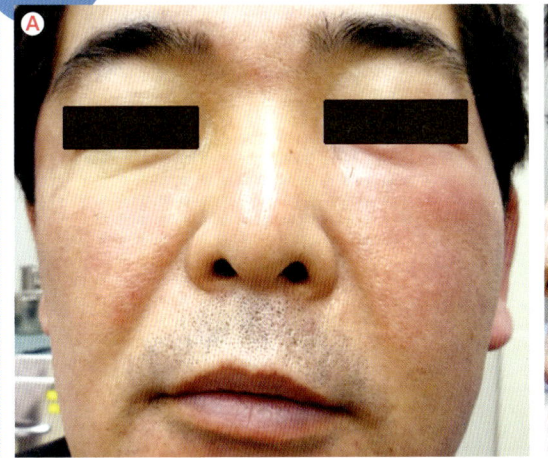

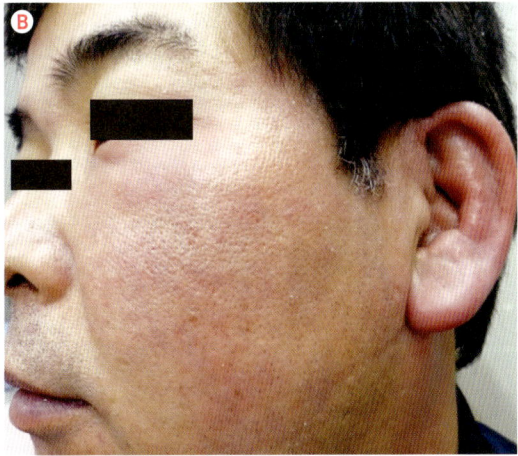

図1　丹毒の皮膚所見
A：左頬部に広がる紅斑を認める，B：頬部に比し耳介の所見が強い

> 50代男性．発熱および顔面の疼痛，発赤にて来院．左頬部および耳介に紅斑を認める（図1）．

👀で見た診断ポイント

- 皮膚病変は疼痛を伴い鮮紅，浮腫，硬結が特徴であり病変の末梢が最も顕著である．急速に広がるのも**丹毒**の特徴である
- 病変と正常皮膚が**明瞭に境界**される
- 好発部位は下肢および顔面である．顔面では頬部から鼻翼にかけて病変を認める．本症例では鼻翼には至っていないが耳介に病変が及んでいる

表　丹毒の鑑別診断と鑑別のポイント

丹毒の鑑別診断	鑑別のポイント
初期の帯状疱疹	病変の痛み方や知覚過敏
接触性皮膚炎，蕁麻疹	発熱がなく瘙痒感がある
家族性地中海熱	皮膚病変は類似しているがくり返し出現する
ライム病	疼痛がなく進行が緩徐である

（文献1より）

次の一手（病歴・身体所見・確定診断に必要な検査）

- リスクファクターは局所のリンパ浮腫，肥満，糖尿病，アルコール多飲，腎臓疾患など
- 皮膚所見を見て丹毒を疑ったら患者本人や家族に先行する連鎖球菌による呼吸器感染症がないか確認する．本症例では息子が扁桃腺炎を罹患しておりA群連鎖球菌迅速キットが陽性であった
- 先行する皮膚病変（外傷やびらんなど）はないことが多い
- 一般的に発熱を認める
- 皮膚病変の培養を出しても起因菌が判明することは稀である
- 丹毒の鑑別疾患と鑑別のためのポイントを表に示す

これだけは知っておきたい疾患の概要

- **丹毒**は浅在性蜂窩織炎である
- 起因菌は大抵A群連鎖球菌（group A Streptococcus）であるがブドウ球菌の場合もある
- **丹毒**はリンパ管の閉塞や浮腫がある皮膚に発症するが，丹毒自体もリンパ管を閉塞するため，同部位に再発することもある．3年以内の再発率は30％である[1]

治療の基本

【処方例】

・軽症
　アモキシシリン　1回500 mg　1日3回　8時間ごと　10日間
　クラリスロマイシン　1回200 mg　1日2回　12時間ごと　10日間

・重症
　ベンジルペニシリンカリウム　1回200〜400万単位　1日4〜6回　4〜6時間ごと
　セファゾリン　1回1 g　1日3〜4回　6〜8時間ごと

文　献

1) 「Mandell, Douglas, and Bennett's Principles and Practice of infectious disease 8th edition」(Mandell GL, et al), Elsevier, 2014

2章 爪・皮膚所見からの感染症診断

6 皮膚軟部組織感染症③
蜂窩織炎, 壊死性筋膜炎

宮城一也

症例1　蜂窩織炎

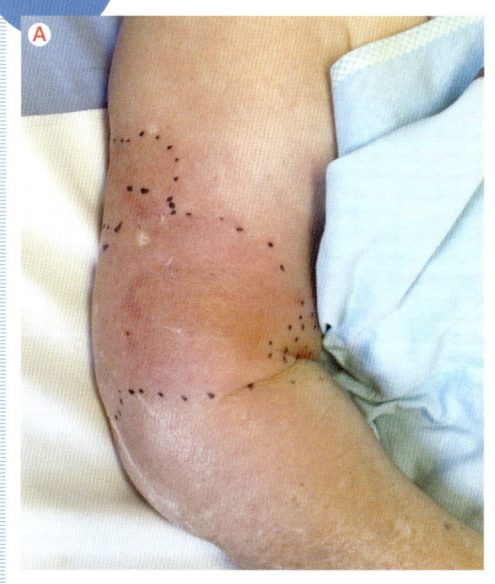

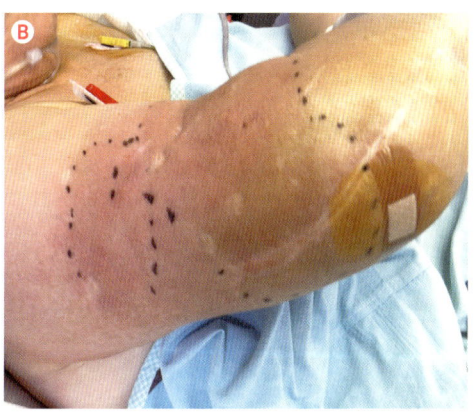

図1　蜂窩織炎の皮膚所見
A：右上腕に境界不明瞭な紅斑を認める
B：皮膚病変の近傍に擦過症があり絆創膏が貼布されている

> 70代女性．**関節リウマチ**による関節変形が著しいため普段の生活は車椅子であり，整形外科にてメトトレキサートを処方されていた．来院3日前より倦怠感および全身の関節痛が増強し，来院当日に発熱を認めたため救急室受診となった．バイタルサイン，検査所見などから敗血症が疑われたが感染源不明にて当科コンサルトとなった．洋服の上からまかれていた右上腕のマーシェットを外し，洋服をめくったところ皮膚の紅斑を認めた（図1）．

👀で見た診断ポイント

- 皮膚病変は**熱感, 疼痛を伴う斑状の紅斑**であり**癒合**もみられる
- びらんや外傷など先行する皮膚病変が細菌の侵入門戸となることが多い
- 丹毒と比べ**蜂窩織炎**の皮膚病変は正常皮膚の境界が明瞭ではない．また斑状の紅斑が非連続に存在することもある
- 皮膚所見に気づかず，疼痛の訴えもない患者もいるため（高齢者など），バイタルサインや経過などで感染症が強く疑われるにもかかわらず感染源が判明しない場合は，全身の皮膚をくまなく確認するべきである

次の一手（病歴・身体所見・確定診断に必要な検査）

- 蜂窩織炎は静脈のうっ滞，リンパ管の閉塞，手術，外傷などが原因となる
- 蜂窩織炎のリスクファクターとして糖尿病，アルコール多飲，免疫不全などがあげられる
- 一般的には侵入門戸となる傷ができて数日たってから局所の圧痛と紅斑が出現し急速に進行する．全身倦怠感，発熱および悪寒を伴う
- 病変部からの穿刺による培養は感度が低いため通常行わない．そのため診断は皮膚の所見と随伴する症状によって行われる
- ただ免疫抑制患者など起因菌が想定困難な場合は，病変部にて穿刺培養を行うことも検討する
- **蜂窩織炎**の診断は難しくないため鑑別診断は多くはないが，深部静脈血栓症や放射線治療による皮膚炎などがあげられる

これだけは知っておきたい疾患の概要

- 蜂窩織炎は**丹毒よりも深部**（支持組織，皮下組織）に広がる急性の感染症である．ほとんどが四肢にできる．図2に皮膚と軟部組織に起こる感染症の部位を示す[1]
- 起因菌はA群連鎖球菌（group A Streptococcus）とその他のβ溶血性連鎖球菌（特にC群，G群）でほとんどを占める．その他はブドウ球菌があげられる．稀にインフルエンザ桿菌（*Haemophilus influenzae*）や緑膿菌（*Pseudomonas aeruginosa*）などのグラム陰性桿菌も起因菌になりうる
- 血液培養の陽性率は2～18.5％とされているが[1]，必ず採取するべきである

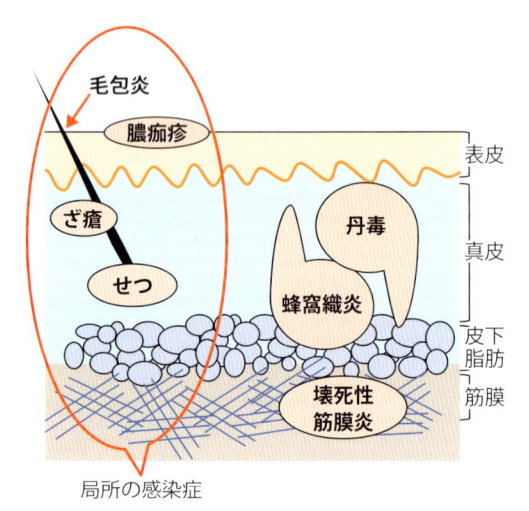

図2 軟部組織に起こる感染症の部位
（文献1を参考に作成）

治療の基本

【処方例】

・軽症～中等症
　　セファゾリン　1回1g　8時間ごと　1日3回

・ペニシリンアレルギー
　　バンコマイシン　1回1g　12時間ごと　1日2回
　　リネゾリド　1回600mg　12時間ごと　1日2回
　　ダプトマイシン　1回4mg/kg　24時間ごと　1日1回

・重症例，免疫不全症例，糖尿病足病変→グラム陰性菌もカバーする必要あり
　　抗MRSA薬＋カルバペネム系抗菌薬

症例2　壊死性筋膜炎

図3　右大腿の肉眼所見（A）と単純X線写真（B）
A：大腿内側にわずかに発赤を認める
B：大腿内側の筋肉内に透亮像（⇨）を認める
（文献2より転載）

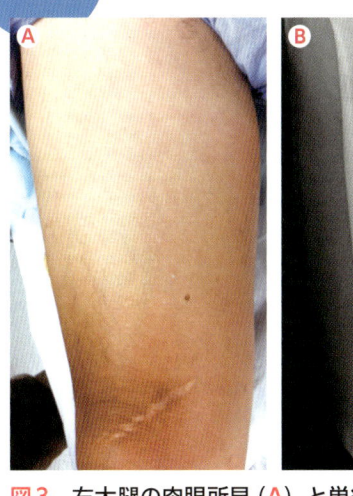

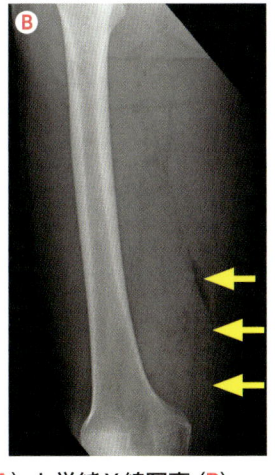

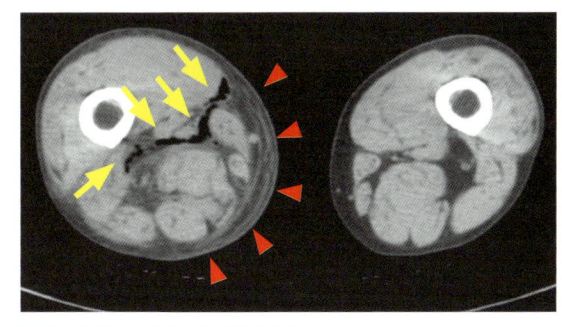

図4　両側大腿部の単純CT
右大腿の筋間に沿ってガス像を認め（⇨），皮下の軟部組織は濃度が上昇している（▶）
（文献2より転載）

> 70代男性．高血圧，**高尿酸血症**にて外来通院中であった．右大腿部〜股関節にかけての疼痛にて救急室受診，解熱鎮痛薬にていったん帰宅となったが疼痛は増強し耐えられなくなったため再度受診となった．右大腿部の皮膚所見は軽微であったが（図3A）著明な疼痛を伴っており，単純X線写真（図3B）や単純CT（図4）にて壊死性筋膜炎の診断がついた．

症例3　壊死性筋膜炎

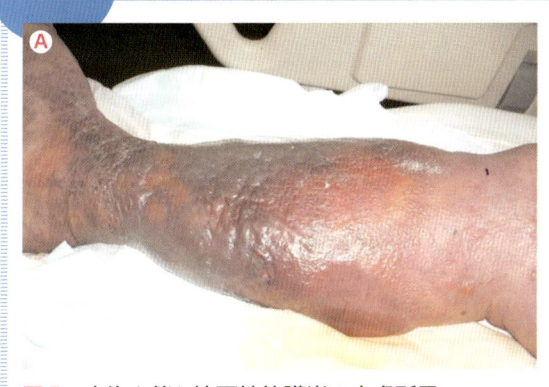

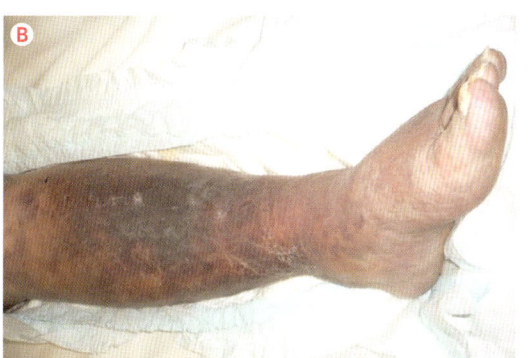

図5　水疱を伴う壊死性筋膜炎の皮膚所見
両下腿の皮膚は赤紫〜灰色に変色しており水疱を伴っている．水疱のグラム染色ではグラム陰性桿菌を認め，培養では緑膿菌が検出された
（文献3より転載）

> 80代男性．両下枝の浮腫と紅斑が出現したため近医を受診するも症状が改善しないため通院自体を止めていた．来院2日前には疼痛が出現し歩行困難となり，**発熱**も認めたため救急室受診となった．来院時の両下腿を図5に示す．

目で見た診断ポイント

- **壊死性筋膜炎**は一般的に**境界が不明瞭な紅斑，腫脹，熱感および圧痛，疼痛**を有する．ただ初診時は症例2のように皮膚所見が軽微なことがあり注意を要する．皮膚所見に比し，疼痛が尋常でなければ**壊死性筋膜炎**を鑑別にあげる必要がある
- 進行は急速であり，皮膚病変の**色調が紅〜紫から青〜灰色**へ変わっていく．3〜5日たつと症例3のように水疱が出現し皮膚の壊死もみられるようになる（熱傷に類似する，**図5**）．この時期になると圧痛はむしろなくなり，感覚がなくなることもある
- ガスを産生する場合は握雪感を有することもある

次の一手（病歴・身体所見・確定診断に必要な検査）

- 壊死性筋膜炎を引き起こしやすい基礎疾患として糖尿病やアルコール多飲が重要であり，典型的には外傷や小さな熱傷などが原因となる
- 皮膚所見が軽微，あるいは全くない場合もあり，尋常ではない疼痛のみが主訴のことがある
- 疼痛以外に発熱（39〜40℃），全身倦怠感，食欲不振，下痢などが出現する．血圧低下を認めることもある
- 確定診断には外科的な精査が必須である．すなわち病変部分を切開し，グラム染色や培養検査，病理検査を提出する
- X線検査やCT，MRIは組織内にガスが存在すれば診断に有用であるがない場合には蜂窩織炎との鑑別は困難である．症例3では造影MRIでも筋膜に所見を認めず（**図6**）剖検にて壊死性筋膜炎の診断となった．そのため診断には臨床経過から本疾患を疑うことが大事である

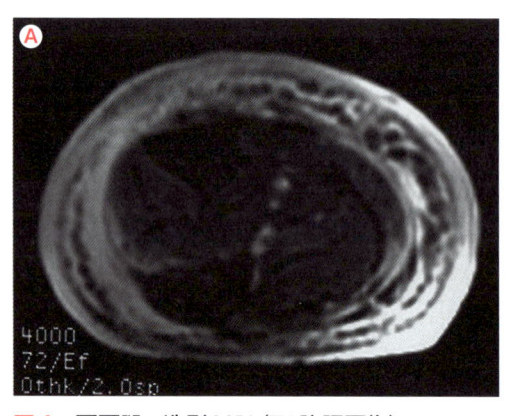

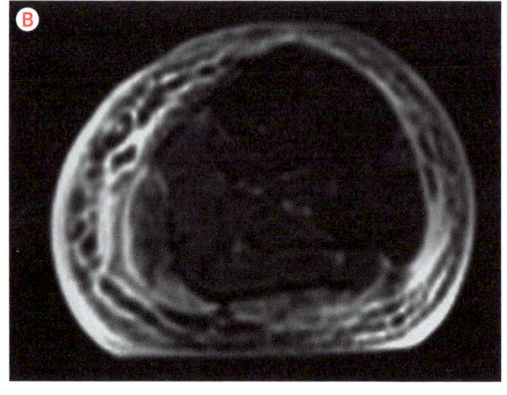

図6 両下腿の造影MRI（T1強調画像）
A：右下腿，B：左下腿
皮下組織の浮腫および炎症は認めるものの筋膜には造影効果を認めない
（文献3より転載）

これだけは知っておきたい疾患の概要

- **壊死性筋膜炎**は稀な疾患であるが，診断が遅れると致死的になるため早期診断が重要である
- β溶血性A群連鎖球菌やブドウ球菌をはじめ，嫌気性菌やグラム陰性桿菌など多くの菌が起因菌となる
- 本疾患を疑った際には早急に外科へコンサルトし，密に連携をとりながら手術のタイミングを逃さないようにする

治療の基本

- 外科的デブリードマンが最も重要
- 起因菌が判明するまでは広域な抗菌薬を使用せざるを得ない

【処方例】
・経験的治療
　　抗MRSA薬＋カルバペネム系抗菌薬（最大量）

・グラム染色などで連鎖球菌による感染が考えられるとき
　　ペニシリンGカリウム　1回400万単位　4時間ごと
　　クリンダマイシン　1回600 mg　8時間ごと
　　上記2剤を併用

文　献

1) 「感染症診療スタンダードマニュアル」（青木眞/監，源河いくみ，本郷偉元/編，柳秀高，成田雅/監訳），羊土社，2011
2) 「できる！見える！活かす！グラム染色からの感染症診療」（田里大輔，藤田次郎/著），羊土社，2013
3) Akamine M, et al：Necrotizing fasciitis caused by *Pseudomonas aeruginosa*. Intern Med, 47：553-556, 2008

2章 爪・皮膚所見からの感染症診断

7 皮膚軟部組織感染症④ 疥癬

山本雄一

症例　疥癬

90歳女性．
主訴はステロイド外用薬で改善しない体幹・四肢の瘙痒を伴う紅斑性小丘疹．
来院時の皮膚所見である（図1）．

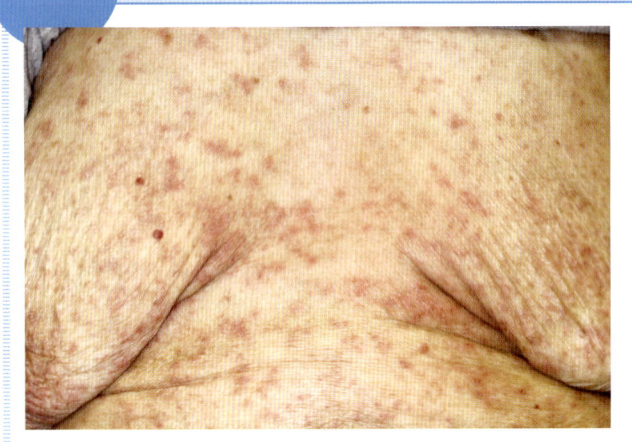

図1　体幹に紅斑性丘疹を認める

👀で見た診断ポイント

【通常疥癬】
- **ステロイド外用薬で改善しない瘙痒を伴う紅斑性小丘疹は疥癬を疑う**
- 紅斑性小丘疹は胸腹部，大腿内側，上腕や前腕の屈側，腋窩などに好発する
- 外陰部や腋窩・肘頭では小豆大赤褐色の小結節を生じることもある
- 皮表よりわずかに隆起し曲がりくねった，長さ数mm程度の線状の皮疹を疥癬トンネルと呼び，手関節から末梢で指間，指側面，手関節尺骨側，手掌などに好発し，腋窩，臀部にも発症する．（図2）
- **疥癬トンネルはヒゼンダニの巣穴であり，疥癬を診断する際の最重要所見である**

【角化型疥癬】
- **角化型疥癬の臨床症状の特徴は角質増殖で，黄白色の汚い鱗屑が蛎殻のように厚く付着する**
- 好発部位は手や指の他，肘頭，膝蓋，臀部など体幹，四肢の関節背部や骨の突出部位で，頭頸部にも好発する（図3）
- ときに紅皮症様や慢性湿疹様になることもある
- 爪に寄生し爪白癬のようになることもある

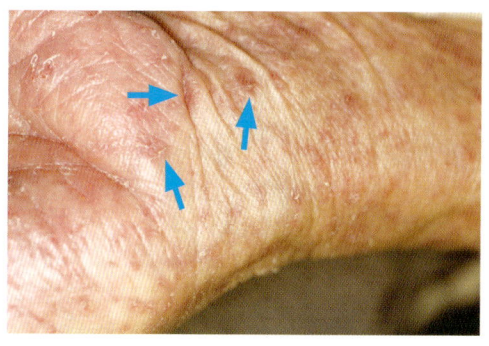

図2 前腕〜手掌に紅斑性丘疹，数mmの線状皮疹（疥癬トンネル➡）を認める
（冒頭と同一症例）

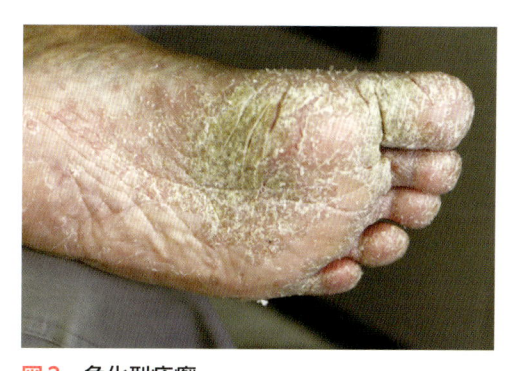

図3 角化型疥癬
足底に著明な角質増殖を認める

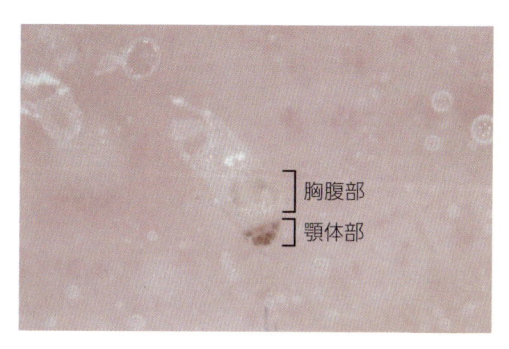

図4 ダーモスコピーで見たヒゼンダニ
ダーモスコピーでは虫体は疥癬トンネルの先端部に，顎体部と前二対の脚が黒褐色で，その後方に続くほぼ透明な円形の胸腹部として観察される

胸腹部
顎体部

次の一手（病歴・身体所見・確定診断に必要な検査）

- ヒゼンダニの虫体，卵，卵の抜け殻，糞などを鏡検で検出すれば疥癬の診断は確定する
- 蛇行した疥癬トンネルの先端にヒゼンダニは寄生しており，疥癬トンネルを探すことが大切である
- 体幹，四肢に散発する紅斑性小丘疹からも虫体が検出されることがないわけではないが，検出率はきわめて低い
- ダーモスコピーは疥癬の診断にきわめて有用で，疥癬トンネルの先端部に，顎体部と前二対の脚が黒褐色で，その後方に続くほぼ透明な円形の胸腹部として観察される（図4）

これだけは知っておきたい疾患の概要

- 疥癬はヒゼンダニ（疥癬虫，*Sarcoptes scabiei* var. *hominis*）が皮膚角質層に寄生する皮膚感染症である
- ヒトの肌と肌の直接接触で感染し，介護者や寝具を介して感染することもある
- 感染後約1カ月の無症状の潜伏期間を経て発症し，掻痒が強く夜間に増強するのが特徴である
- 疥癬は通常疥癬と角化型疥癬の2つに大別され，寄生するダニの種類はどちらも同じヒゼンダニであるが，寄生数に違いがある．通常疥癬では約5割の患者で雌成虫の寄生数が5匹以下とされている．一方，角化型疥癬では1人の患者に100〜200万匹，ときに500万匹を超すヒゼンダニが寄生し，直接接触の他に，多数のダニを内包する落屑が周囲に飛び散り感染が起こるため通常疥癬に比べきわめて強い感染力を有する．
- 角化型疥癬は老衰，重症感染症，悪性腫瘍など何らかの免疫低下に伴い発症する

治療の基本

- 治療は確定診断された患者と，確定診断された患者と接触機会があり，かつ疥癬の臨床症状が明らかである患者に行う
- 疥癬に保険適用となっている薬剤は駆虫剤のイベルメクチン（ストロメクトール®錠）とフェノトリンローション（スミスリン®ローション）のみである
- 鎮痒薬のクロタミトン（オイラックス®クリーム）は保険適用にはなっていないが，有効な外用薬が少ないため，臨床の現場では頻用されている

1）外用療法

- 通常疥癬患者には外用薬は頸部以下の皮疹のない部位を含めた全身に塗布する．特に指間部，外陰部，臀部などを塗り残さないようにすることが大切である
- 角化型疥癬患者には顔面，頭部も含めて全身に塗布する
- フェノトリンローションは通常，1週間隔で，1回1本（30 g）を頸部以下（頸部から足底まで）の皮膚に塗布し，塗布後12時間以上経過した後に入浴，シャワー等で洗浄，除去する

2）内服療法（イベルメクチン錠）

- 通常イベルメクチンとして体重1 kg当たり約200 μg を1回経口投与する
- 原則として内服1週間後に顕微鏡検査を行い，ヒゼンダニの虫体・虫卵陽性または皮膚症状があれば再度投与する
- 副作用として，悪心，嘔吐の他，白血球減少や肝機能障害が知られており，内服前と内服5〜7日後に血液検査実施が望ましい
- 同剤投与後初期にかゆみが強くなることがあるが，これはヒゼンダニ死滅後のアレルギー反応と考えられている
- イベルメクチンの重大な副作用として，中毒性表皮壊死症がある
- 肝機能障害のある人や妊婦には慎重投与が必要である
- 授乳婦は授乳を中止させる
- 体重15 kg未満の小児と高齢者に対する安全性は確立していない

予防

- **通常疥癬は，一般感染症と同様の感染予防対策でよく，個室隔離は不要である**
- **角化型疥癬では，患者を個室隔離し治療を行う**．隔離室への入室は原則禁止とし，感染性が減じた時点（1〜2週間後）に隔離を解除する
- **集団発生した場合，施設または病棟内の全患者および職員の皮膚科検診を行う必要がある**．なお潜伏期間を考慮して，検診はくり返し行う．退院患者についても，感染の有無を調査が必要である
- 無症状者に対する予防治療に一定の基準はないが，同意取得後クロタミトンを1週間外用するなども1つの方法である

文 献

1) 疥癬診療ガイドライン策定委員会：疥癬診療ガイドライン（第2版）．日本皮膚科学会雑誌，117：1-13，2007

2章 爪・皮膚所見からの感染症診断

8 皮膚軟部組織感染症⑤
市中感染型MRSA感染症

峯 嘉子

症例1 癤

23歳女性.
主訴は左前腕の皮疹.
来院時, 左前腕に毛孔一致性の紅色丘疹を認めた. 周囲も含め硬結を触れる (図1).

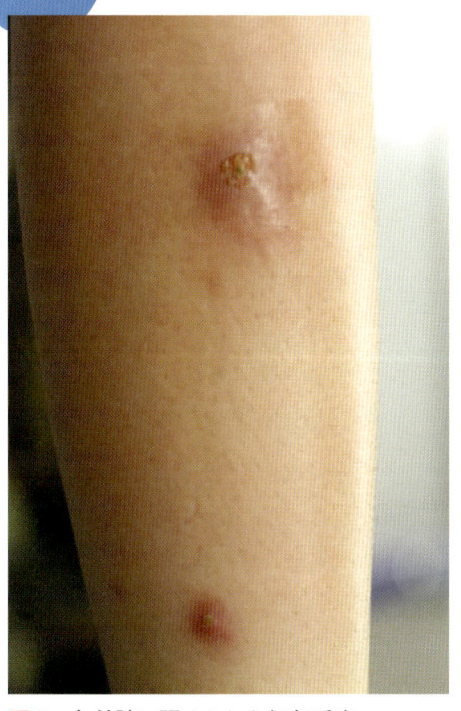

図1 左前腕に認められた紅色丘疹
(文献1より転載)

👀で見た診断ポイント

- **単一の毛包に一致した尖型の紅色丘疹で, 発赤, 腫脹があり, 頂点に膿栓を認めた場合, 癤が疑われる**
- 癤が多発する「癤腫症」を発症することもある
- **市中感染型MRSA** (methicillin-resistant *Staphylococcus aureus*：メチシリン耐性黄色ブドウ球菌) は癤の起因菌の1つである

✋次の一手（病歴・身体所見・確定診断に必要な検査）

- しばしば自然痛, 圧痛を伴う
- 皮疹の膿からの細菌培養が必須である. 薬剤感受性検査の結果とあわせて, 起因菌がMRSAであるか判断する. 可能であればPanton-Valentine leukocidin (PVL) 遺伝子の有無についてPCRを行う
- 確定診断には皮膚生検にて, 病理組織学的な確認も有用である (図2)

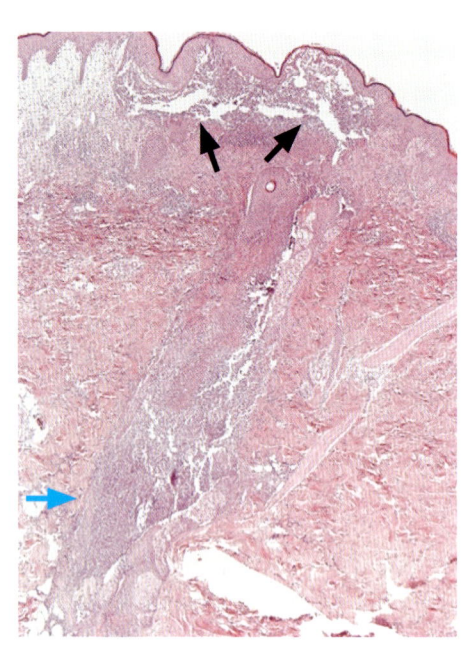

図2　癤の皮膚病理組織像
毛孔の深部まで好中球主体の炎症細胞の浸潤（→）を認める〔症例1とは別の癤症例．本病理組織では，表皮下水疱も合併している（→）〕

⚠ これだけは知っておきたい疾患の概要

- 1つの毛包を中心とした急性，**深在性の毛包炎**を癤という
- 癤の原因菌の1つに市中感染型MRSA（入院歴等がない人から分離されるMRSA[2]）がある
- **市中感染型MRSA感染症**はその70〜80％が皮膚・軟部組織感染症で，癤，癰，伝染性膿痂疹等を呈する．米国ではPVL陽性市中感染型MRSAが多い[3,4]．国内ではPVL産生株はかなり低いが（3〜5％），最近は報告例が相次いでいる[5,6]

🩺 治療の基本

- 経口セフェム系抗菌薬の全身投与を行う．MRSAが原因菌の場合その多くが市中感染型MRSAであるので，感受性検査結果を見ながらST合剤やミノサイクリン，ニューキノロン系抗菌薬を投与する
- 波動を触れた場合は切開排膿を行う
- 顔面や頸部での発症や，疼痛・発熱などがある場合には，点滴静注も行う

症例2　癰(よう)

47歳女性.
主訴は微熱，全身倦怠感，皮疹．左前腕の大型の隆起局面を有し，強い自発痛を伴う（図3）．レボフロキサシンを内服するも症状改善せず，受診した．

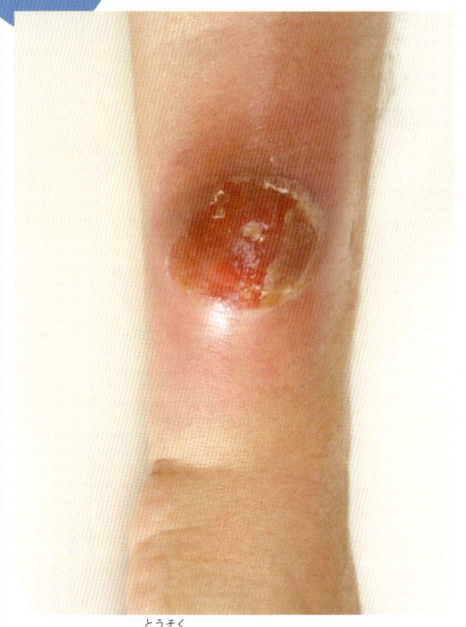

図3　左前腕橈側(とうそく)に生じた大型の膿瘍
（文献1より転載）

👀で見た診断ポイント

- 大型の（ときに鶏卵大以上の大きさに及ぶ）発赤，腫脹，隆起局面を呈し，その面上に**膿栓を点々**と認めた場合，**癰**(よう)を疑う．市中感染型MRSA感染症による皮疹の1つである．
- 創部が**自壊して排膿**し，強い臭いを伴うこともある（図4）
- 見ためが似ていて間違えやすい疾患には，癤(せつ)（単一の膿栓をもつ），炎症性粉瘤（膿栓はなく，切開にて悪臭のある粥状物質を排出する），蜂窩織炎（急速にびまん性に拡大し，境界は不明瞭．毛包との関連性はない）がある

次の一手（病歴・身体所見・確定診断に必要な検査）

- **癰**(よう)の患者は発熱や全身倦怠感などの全身症状を伴うことが多い
- 膿からの細菌培養が必須である

これだけは知っておきたい疾患の概要

- **癰**(よう)は複数の毛嚢が侵され，直下の真皮に病巣が連続して広がり，膿瘍を形成したものである
- 前述の通り，癰(よう)を呈する原因として市中感染型MRSAがある

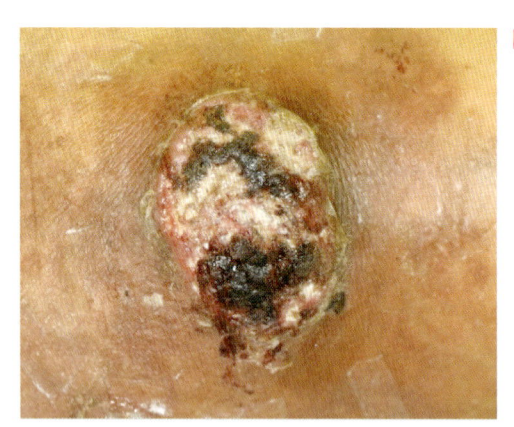

図4 癰が自壊し，潰瘍を呈し壊死物質が付着している
（症例2とは別の癰症例）

治療の基本

- MRSAが原因菌の場合その多くが市中感染型MRSAであるので，感受性検査結果を見ながらST合剤やミノサイクリン，ニューキノロン系抗菌薬を投与する
- 症状が強ければ静注での抗菌薬投与が必要になりうる
- 自壊した潰瘍は壊死物質を付着していることが多いため，壊死物質のデブリードマン（デブリードメント）が必要である（図4）．また皮膚欠損が大きい場合，植皮などの外科的処置が必要になる

症例3　伝染性膿痂疹

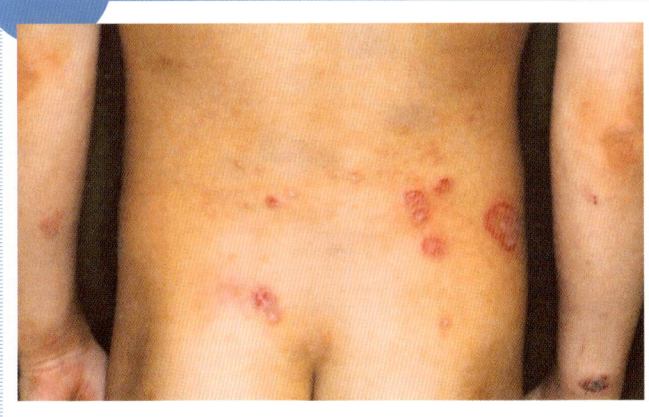

図5　腰部に生じたびらん
貨幣大程度の大きさまでの大小さまざまな水疱，痂皮を付着したびらんなどが混じって散在する
(峯 嘉子：伝染性膿痂疹（とびひ）．medicina, 51：911-913, 2014より転載)

6歳男児．
主訴はここ数日で体幹部・四肢に広がってきたびらん（図5）．

で見た診断ポイント

- **貨幣大程度**までの紅暈を伴う水疱とびらん，痂皮が点在していれば，**伝染性膿痂疹**を疑う
- 正常皮膚にも生じる

次の一手（病歴・身体所見・確定診断に必要な検査）

- びらん部からの細菌培養が必須である

これだけは知っておきたい疾患の概要

- **伝染性膿痂疹**は，黄色ブドウ球菌（*Staphylococcus aureus*）が産生する菌体外毒素であるexfoliative toxin（ET）が皮膚表皮細胞間のdesmogleinを標的にタンパク融解酵素として作用し，角層，顆粒層の解離，裂隙を形成し，その結果浅い水疱をつくる
- 虫刺症，湿疹の搔破部位や小外傷部に水疱を生じ，容易に破れてびらんとなる
- 水疱内容が**次々に飛び火**して，辺縁から遠隔部位にも病変が広がっていく
- MRSAとMSSA（methicillin-susceptible *Staphylococcus aureus*）による膿痂疹は臨床的に鑑別できない

治療の基本

- 原則的には抗菌薬内服を行う
- 伝染性膿痂疹の原因菌の多くが黄色ブドウ球菌であり，経口セフェム系抗菌薬を選択する．MRSAが検出された場合，ミノサイクリンやニューキノロン系抗菌薬が選択肢になるが，小児では安全性は確立されていない．国内ではファロペネムが市中感染型MRSAに有効なことが多い
- 局所は，シャワー浴励行により清潔につとめ，抗菌薬の外用とガーゼによる被覆を行う
- 湿疹に合併した場合，ステロイド外用薬塗布にて，かゆみを抑える

文 献

1) Mine Y, : Nosocomial outbreak of multidrug-resistant USA300 methicillin-resistant *Staphylococcus aureus* causing severe furuncles and carbuncles in Japan. J Dermatol, 38：1167-1171, 2011
2) Saïd-Salim B, et al：Community-acquired methicillin-resistant *Staphylococcus aureus*: an emerging pathogen. Infect Control Hosp Epidemiol, 24：451-455, 2003
3) Farr AM, et al：Trends in hospitalization for community-associated methicillin-resistant *Staphylococcus aureus* in New York City, 1997-2006: data from New York State's Statewide Planning and Research Cooperative System. Infect Control Hosp Epidemiol, 33：725-731, 2012
4) Mediavilla JR, et al：Global epidemiology of community-associated methicillin resistant *Staphylococcus aureus* (CA-MRSA). Curr Opin Microbiol, 15：588-595, 2012
5) Yamamoto T, et al：Community-acquired methicillin-resistant *Staphylococcus aureus*: community transmission, pathogenesis, and drug resistance. J Infect Chemother, 16：225-254, 2010
6) Mine Y, et al：Dissemination of panton-valentine leukocidin-positive methicillin-resistant *Staphylococcus aureus* in Okinawa, Japan. J Dermatol, 40：34-38, 2013
7) 峯 嘉子：伝染性膿痂疹（とびひ）．medicina, 51：911-913, 2014

2章 爪・皮膚所見からの感染症診断

9 リケッチア感染症

西平守邦

症例 ツツガムシ病

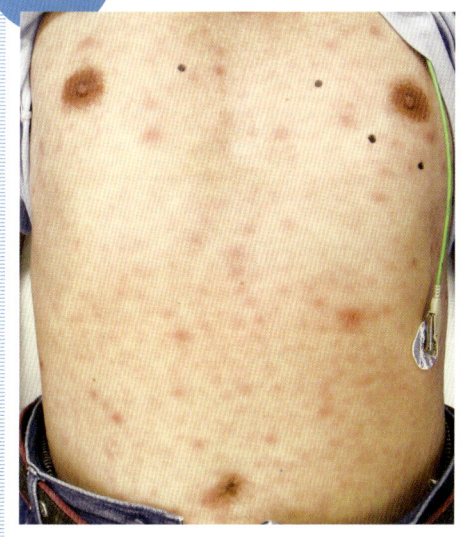

図1 全身にびまん性に淡い紅斑

図2 右大腿内側に存在する痂皮を伴う硬結性丘疹

53歳男性.
主訴は全身の発疹と悪寒戦慄を伴う発熱. 図1, 2は, 救急外来受診時の全身所見である. 受診7日前より全身に5～10 mm大の硬結を伴う発疹と38℃台の発熱を認めた. 悪寒戦慄を伴う発熱・ショックバイタル・意識レベル低下にて, 救急搬送された. 発熱の約10日前に畑で農作業をしていた.

で見た診断ポイント

- 高熱, 全身性皮疹の鑑別として, ウイルス感染症や薬疹, 成人発症Still病など膠原病および類似疾患を考えるが, **刺し口を伴う全身性の皮疹と高熱は, リケッチア感染症**をまず疑う
- **刺し口の存在**が特徴的であり, **黒色痂皮を伴う潰瘍**(図3)**や水泡**を呈する. 被服部に多く, 頭髪部位や陰部や肛門周囲など見つけにくい場所に存在することも多く, 全身をくまなく診察することが重要である. 刺し口の所属リンパ節は圧痛を伴って腫大するため, 刺し口を探す手がかりになることがある
- 皮疹は全身の散布性であり, 瘙痒感や疼痛を欠き, 比較的**境界不明瞭**で(図4), **米粒大から爪甲大までの平坦**あるいは**わずかに隆起した浮腫性紅斑**である. 一般に皮疹の広がりは, **ツツガムシ病**は体幹優位で, 日本紅斑熱は四肢優位とされている

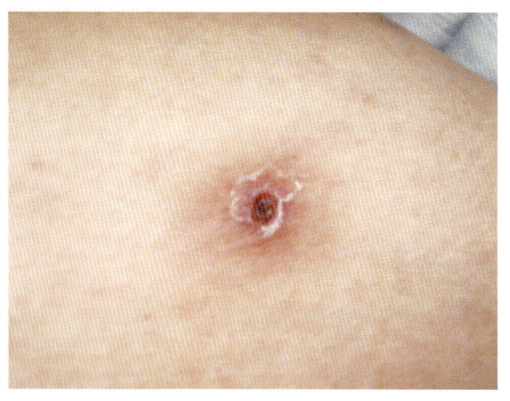

図3　黒色痂皮を伴う潰瘍（ツツガムシ病）

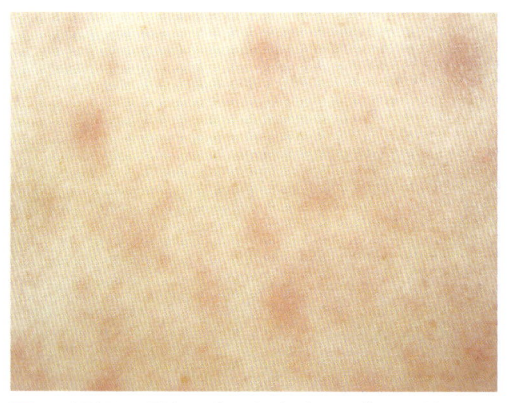

図4　辺縁不明瞭の淡い紅斑（ツツガムシ病）

表1　ツツガムシ病と日本紅斑熱の特徴

	ツツガムシ病	日本紅斑熱
潜伏期	5～14日	2～8日
発症	発熱で発症．悪寒戦慄を伴う．全身倦怠感，頭痛，筋痛などあり	
皮疹発症	発症直後，もしくは2～3日後より全身に出現．疼痛や瘙痒なし	
出血斑	紫斑はほとんどみられない	早期から紫斑となることあり
皮疹分布	体幹に多く手掌，足底はまれ	体幹～四肢に多く手掌，足底にも出現
刺し口	大きな浸潤性紅斑で中央部に大きな痂皮	小さな浸潤性紅斑で，痂皮も小さい
ベクター	ツツガムシ，虫刺されの自覚例少ない	マダニ，ダニの刺咬の自覚例あり
リンパ節腫脹 　全身 　局所	 ほとんどあり ほとんどあり	 まれ わずか
季節	春，秋～冬	4～11月

（文献1より引用）

次の一手（病歴・身体所見・確定診断に必要な検査）

- 発症は，ダニの幼虫の活動場所と時期とが密接に関係するため，発症1～2週間程前の河川や山林・田畑などへの立ち入りを注意深く聴取することが重要
- 手掌紅斑は日本紅斑熱に特徴的で，ツツガムシ病ではみられない所見である
- 日本紅斑熱は早期から紫斑となることがある．また，刺し口はツツガムシ病に比べて皮疹は小さく痂皮も小さい（表1，図5～7）
- 血液検査では炎症反応の上昇，血小板減少，AST/ALT上昇などみられるが，特異的な所見はみられない

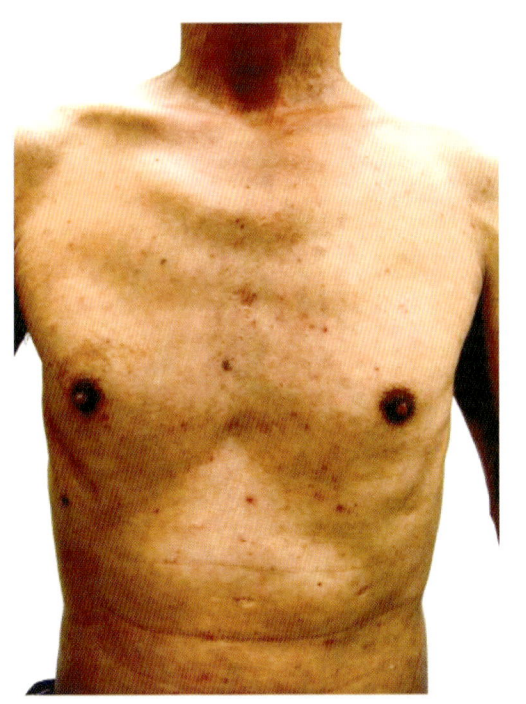

図5 全身に認めた紫斑（日本紅斑熱）

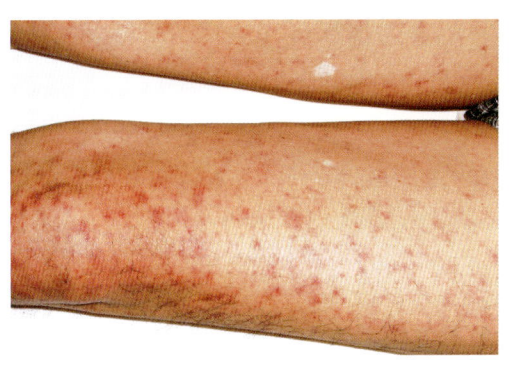

図6 大腿部の紫斑（日本紅斑熱）
（亀田総合病院総合内科 山藤栄一郎先生提供）

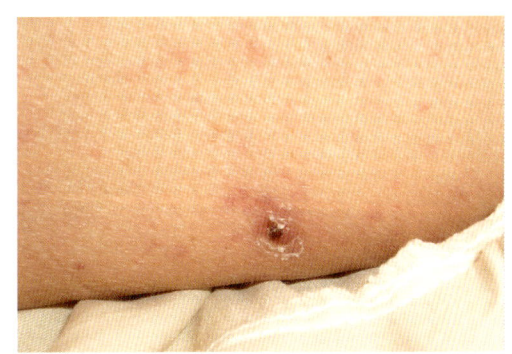

図7 小さな痂皮を伴う刺し口（日本紅斑熱）
（亀田総合病院総合内科 山藤栄一郎先生提供）

- 間接免疫ペルオキシダーゼ法（IP）または間接免疫蛍光抗体法（IFA）によるペア血清で4倍以上の抗体価上昇が認められれば，確定診断となる．血液もしくは刺し口に認められる痂皮のPCR法による病原体遺伝子の検出が早期診断に有用であるが，PCR法は通常の検査室では施行できないため，都道府県の衛生研究所や保健所への相談が必要となる．冒頭の症例は痂皮のPCR検査で**ツツガムシ病**の診断に至った

⚠ これだけは知っておきたい疾患の概要

- **リケッチア感染症**はダニ類により，Rickettsia属が媒介されることによって起こる急性発熱発疹症で，日本で認められるのはツツガムシ病と日本紅斑熱がほとんどである
- ツツガムシ病は北海道を除く日本全土にみられ，日本紅斑熱は関東以西の比較的温暖な太平洋沿いに多く発生し，両者ともに最近は流行地以外での報告も増えている
- 診断・治療が遅れると，**重症化し播種性血管内凝固症候群（disseminated intravascular coagulation：DIC）や多臓器不全を呈することもある**ため注意が必要である

治療の基本

テトラサイクリン系抗菌薬が第一選択薬である．日本紅斑熱の重症例には，ニューキノロン系抗菌薬を併用する．セフェム系抗菌薬やカルバペネム系抗菌薬は無効である．

【処方例】

・内服：下記のいずれかを選択
　　ドキシサイクリン（ビブラマイシン® 錠）　1回100 mg　1日2回（朝夕食後）　7日間
　　ミノサイクリン（ミノマイシン® カプセル）1回100 mg　1日2回（朝夕食後）　7日間

・点滴
　　ミノサイクリン（ミノマイシン® 点滴静注）1回100 mg　1日2回（12時間ごと）

日本紅斑熱の重症時には，下記のニューキノロン系抗菌薬を併用
　　シプロフロキサシン（シプロキサン® 注）1回300 mg　1日2回（12時間ごと）

文　献

1) 髙垣謙二：日本紅斑熱とつつが虫病．日本皮膚科学会雑誌，124：1739-1744，2014
2) 「ハリソン内科学　第4版」（福井次矢，黒川清/監），メディカル・サイエンス・インターナショナル，2013

3章 関節所見，およびリンパ節所見からの感染症診断

1 化膿性関節炎

仲松正司

症例　化膿性関節炎

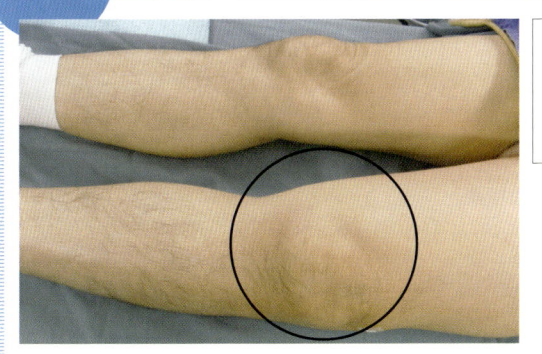

60歳男性．
3日前からの発熱と右膝痛．
左膝の発赤，腫脹がみられた（図1）．

図1 化膿性関節炎

で見た診断ポイント

- **化膿性関節炎**の局所症状は**発赤，疼痛，可動域制限**である．
- 単関節に病変を認めた場合，化膿性関節炎のほか，痛風や偽痛風などの炎症性の関節疾患が鑑別疾患として重要となるが，局所所見での鑑別はきわめて困難である．

次の一手（病歴・身体所見・確定診断に必要な検査）

- 関節穿刺にて関節液を採取．培養検査を行う（図2）
- 血液培養も忘れずに提出する
- 関節液検査で白血球＞2,000/μL，多核球の割合＞75％であれば，関節腔内に炎症の存在が疑われる．しかし，感染性か非感染性（痛風や偽痛風）かの判断は困難であり，培養検査や関節液内の結晶の存在等の結果を組み合わせて判断する必要がある
- 関節液のグラム染色は約50％，血液培養は50〜70％，関節液培養は80〜90％陽性となるとされる

これだけは知っておきたい疾患の概要

- 化膿性関節炎は治療が遅れると後遺症を残す可能性が高く，必要な検体を採取後すみやかに治療を開始することが必要である

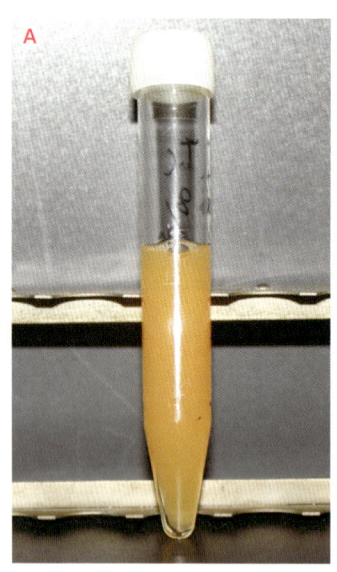

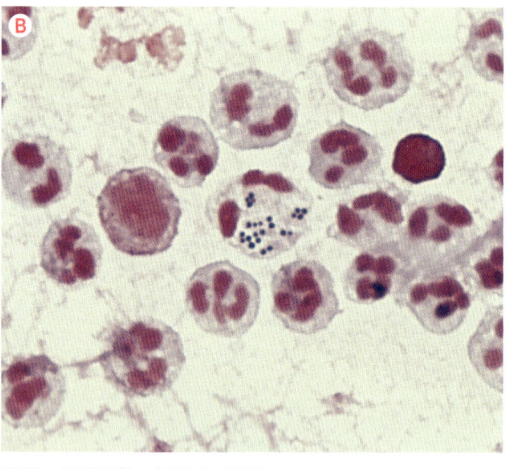

図2 関節液の採取と培養
A：穿刺により混濁した黄色の関節液が得られた
B：白血球に貪食されているグラム陽性球菌がみられた

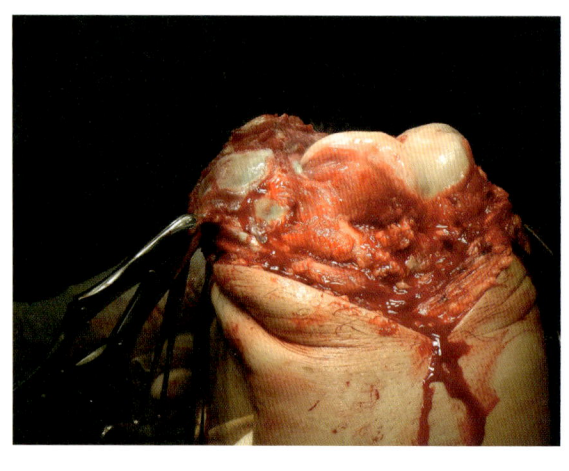

図3 化膿性関節炎の外科的ドレナージの例
(北部地区医師会病院リウマチ科 豊原一作提供)

- 化膿性関節炎の代表的なリスクファクターとしては高齢（80歳以上），糖尿病，関節リウマチ，人工関節，関節手術歴，皮膚（潰瘍）病変，静注依存，関節腔内へのステロイド注射歴とされる

治療の基本

- 治療方針はドレナージ（図3）と抗菌薬治療である．特に関節腔内のドレナージは必須である
- 代表的な原因微生物は黄色ブドウ球菌（*Staphylococcus aureus*）と連鎖球菌（*Streptococcus* 属）であり，これらをカバーする抗菌薬を選択する．培養での結果により最適な抗菌薬に変更を行う
- 治療期間は一般的には2週間は抗菌薬を静注で投与し，その後感受性がある内服の抗菌薬に切り替えて合計6〜8週程度が目安とされる

文献

1) Mathews CJ, et al：Bacterial septic arthritis in adults. Lancet, 375：846-855, 2010

3章 関節所見，およびリンパ節所見からの感染症診断

2 結核性リンパ節炎

比嘉 太

症例 結核性リンパ節炎

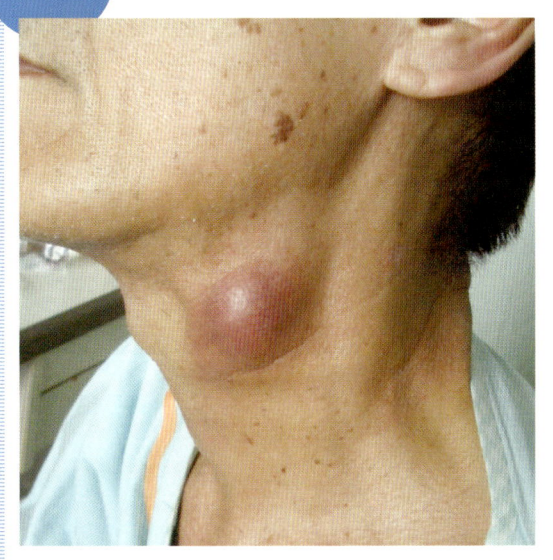

62歳男性．頸部リンパ節腫大
結核曝露歴あり．生来健康．頸部腫瘤が徐々に増大するため受診．皮膚の発赤，腫脹を伴うリンパ節腫大を認める（図1）．

図1 頸部リンパ節腫大

👀で見た診断ポイント

- 頸部リンパ節および周辺の腫脹および皮膚の発赤がみられる
- 滲出液の貯留や**皮膚潰瘍**の形成がみられる場合がある（図2, 3）．これらは**頸部リンパ節結核**を示唆する所見である

✋次の一手（病歴・身体所見・確定診断に必要な検査）

- 病歴：結核患者との接触歴，免疫抑制状態の有無
- 身体所見：リンパ節（頸部，腋下，その他）の腫大，皮膚の発赤腫脹，皮膚潰瘍形成
- リンパ節の画像検査（超音波検査，CT検査，PET検査など）を行う
- IGRA（interferon-gamma release assay，インターフェロン-γ遊離試験）（クオンティフェロン検査，T-SPOT®・TB）を行う
- ツベルクリン皮内反応を行う
- 確定診断にはリンパ節生検（病理，抗酸菌検査）による結核に特徴的な病理所見および抗酸菌検出が必要となる．生検は他疾患との鑑別にも最も重要な検査である
- 肺病変の探索：胸部画像所見（胸部単純X線，胸部CT），喀痰あるいは胃液の抗酸菌検査（図4）

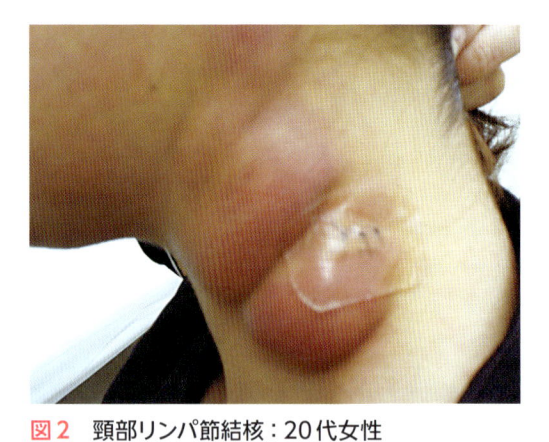

図2　頸部リンパ節結核：20代女性
結核曝露歴あり，膠原病に対する治療中に頸部腫瘤出現し，滲出液の貯留および皮膚発赤を伴う

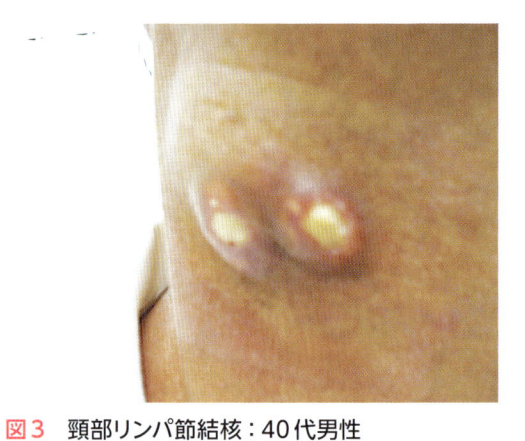

図3　頸部リンパ節結核：40代男性
HIV感染治療中に頸部リンパ節腫脹，皮膚発赤，潰瘍形成

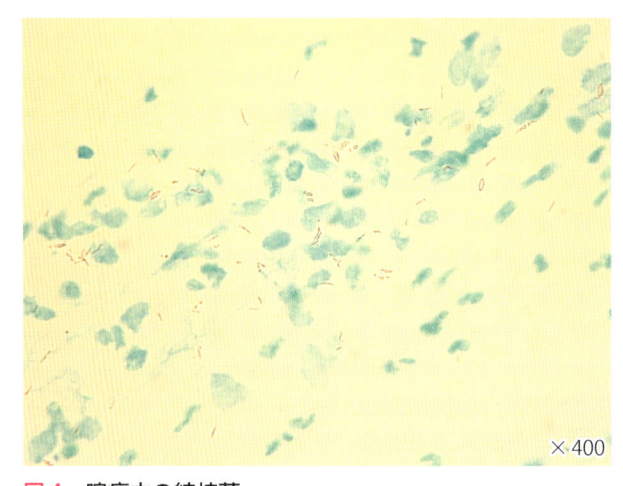

図4　喀痰中の結核菌
チール・ネルゼン染色（Ziehl-Neelsen染色）

これだけは知っておきたい疾患の概要

- 結核は*Mycobacterium tuberculosis*を起因菌とする感染症法における2類感染症に指定されており，診断した医師は直ちに保健所に届け出る
- 結核治療に公費負担制度がある
- 抗結核薬併用療法が治療の原則である

治療の基本

主な抗結核薬：
　イソニアジド（5 mg/kg/日，最大量 300 mg/日）
　リファンピシン（10 mg/kg/日，最大量 600 mg/日）
　ピラジナミド（25 mg/kg/日，最大量 1,500 mg/日）
　エタンブトール（15 mg/kg/日，最大量 750 mg/日）
　ストレプトマイシン（15 mg/kg/日，最大量 750 mg/日）
　＊イソニアジドにはビタミンB6製剤を併用する

- 標準治療法：（HRZ＋E/S）2カ月＋HR 4カ月
　あるいは HRE 9カ月
　　H：イソニアジド，R：リファンピシン，Z：ピラジナミド，E：エタンブトール，S：ストレプトマイシン，E/S：エタンブトールもしくはストレプトマイシン
- 治療効果および分離菌の薬剤感受性を確認する
- DOTS（directly observed treatment short-course，対面服薬指導）により確実な服用状況を確認する

3章　関節所見，およびリンパ節所見からの感染症診断

3 猫引っ掻き病

田里大輔

症例　猫引っ掻き病

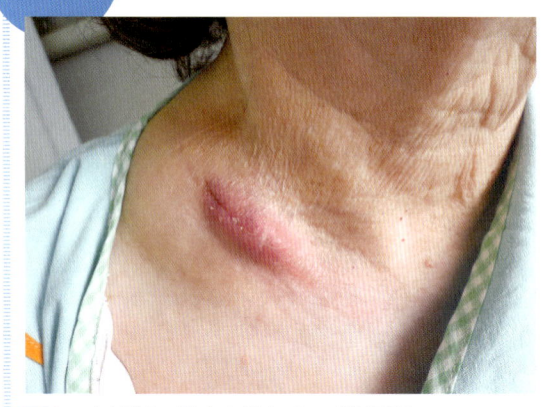

74歳女性．主訴は右頸部の痛みと発熱，全身倦怠感．右頸部に発赤を伴う弾性硬のリンパ節腫脹を認める（図1）．

図1　右頸部の発赤を伴うリンパ節腫脹

👀で見た診断ポイント

- 発赤や疼痛があり**化膿性リンパ節炎**の所見を呈するが，肉眼や触診所見のみで**猫引っ掻き病**，黄色ブドウ球菌や連鎖球菌による化膿性リンパ節炎，結核性リンパ節炎などと区別できない
- 全身状態や他領域のリンパ節腫脹の有無を確認し，非感染性の疾患（壊死性リンパ節炎，サルコイドーシス，悪性リンパ腫など）も鑑別する
- 猫に引っ掻かれたあと，数日から10日程度で創部が腫脹し，丘疹や膿疱が形成される．その後，約1～2週間を経て所属リンパ節が疼痛を伴って腫脹する
- 腫脹するリンパ節は，頸部が最も多く，ついで腋窩，鼠径と続く

✋次の一手（病歴・身体所見・確定診断に必要な検査）

- 猫に引っ掻かれた病歴や実際の引っ掻き傷を確認するが，患者が引っ掻かれたことを覚えていなかったり，受診時にはすでに傷が治癒していたりすることもある
- 猫ノミの直接刺傷によって発症することもあるので，「引っ掻き」というエピソード強くこだわらず，猫の飼育歴や接触歴などを確認する
- 猫に引っ掻かれたという病歴と所属リンパ節が腫脹することで臨床診断されることが多いが，他の疾患との鑑別が必要な際には，穿刺やリンパ節生検によって検体を採取し，微生物検査や病理検査を行う

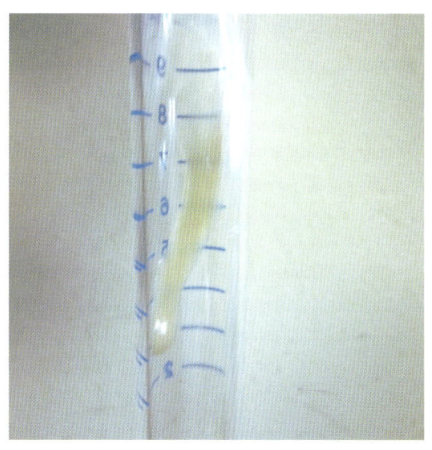

図2 穿刺で得られた少量の膿

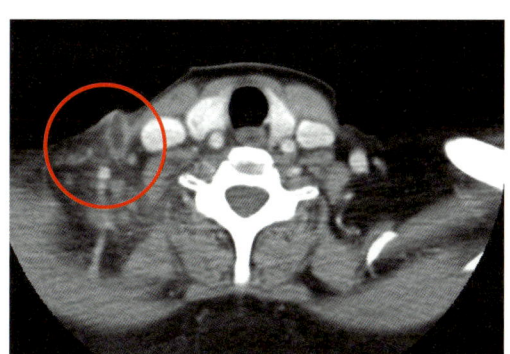

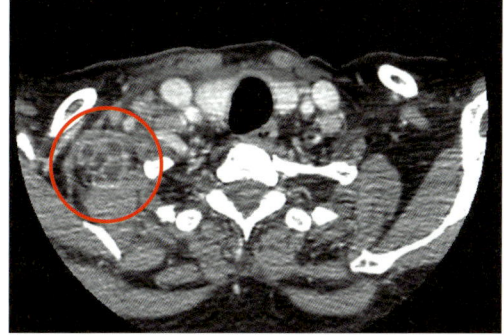

図3 頸部の造影CT
A：腫大し内部が低吸収域となった右頸部のリンパ節（◯）
B：腫大し内部が低吸収域となった右鎖骨上窩のリンパ節（◯）

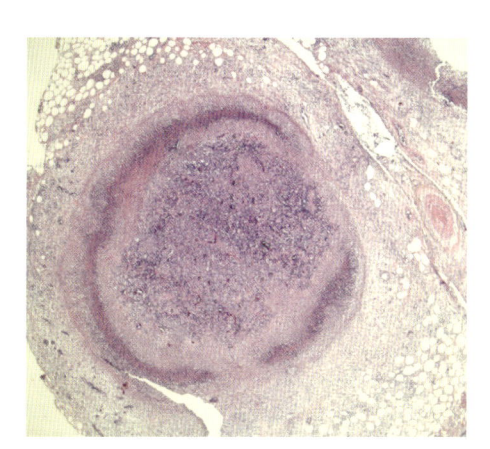

図4 生検したリンパ節のHE染色
（文献3より転載）

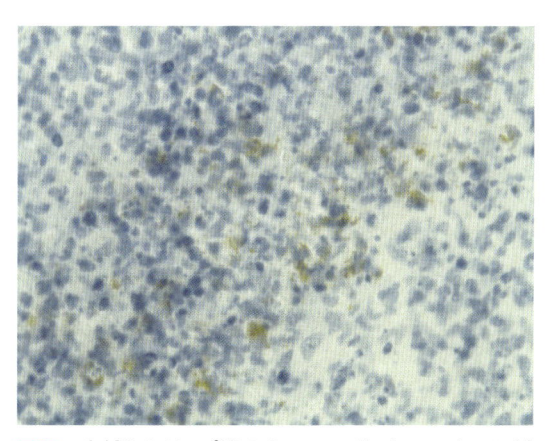

図5 生検したリンパ節の*Bartonella henselae*に対する免疫染色
（文献3より転載）

- 穿刺によって膿が得られることがあるが（図2），グラム染色では菌体は確認できない
- 造影CTでは，内部が低吸収の腫大リンパ節として検出される（図3A, B）
- リンパ節生検では，中心部に壊死を伴う環状構造の肉芽腫が確認される（図4）
- 原因菌である*Bartonella henselae*はグラム染色で染色されず，培養も困難な細菌である．民間の臨床検査企業では検査取扱いがないため，抗体検査やPCR検査などが必要な場合は専門施設（日本大学生物資源科学部 獣医学科 獣医公衆衛生学研究室：TEL 0466-84-3386, E-mail maruyama.soichi@nihon-u.ac.jp など）へ相談するとよい
- *B. henselae*に対する免疫染色を行えば病理学的にも診断可能である（図5）

これだけは知っておきたい疾患の概要

- **猫引っ掻き病**は*B. henselae*感染症のなかで最も頻度の高い臨床病型であり，典型例では菌の侵入部位に一致した局所のリンパ節炎をきたす
- 腫大したリンパ節が消退するまでには数カ月を要する
- 自然治癒が見込める疾患であるが，ときに脳症や感染性心内膜炎，視神経炎などをきたすこともある
- 高齢者では，不明熱など非典型的な病像を呈することがある
- HIV感染者では，細菌性血管腫症（bacillary angiomatosis）をきたすことがある

治療の基本

- 症状や病型により抗菌薬を投与する場合は，アジスロマイシンやクラリスロマイシンを選択する

文 献

1) 丸山総一，他：人と動物のBartonella感染症—猫ひっかき病を中心として．日本獣医師会雑誌，56：209-217, 2003
2) Tsukahara M：Cat scratch disease in Japan. J Infect Chemother, 8：321-325, 2002
3) 田里大輔，他：結核性リンパ節炎と鑑別を要した高齢者猫ひっかき病の1例．日本内科学会誌，100：1969-1971, 2011

4章 呼吸器感染症の診断

1 呼吸器感染症の画像所見①
マイコプラズマ肺炎

藤田次郎

症例1 マクロライド耐性マイコプラズマによる肺炎（図1）

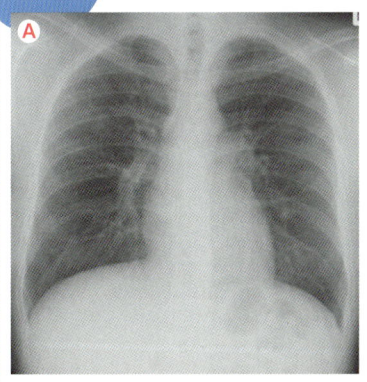

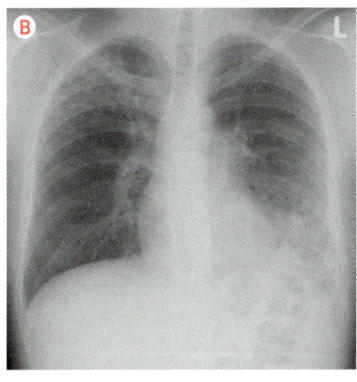

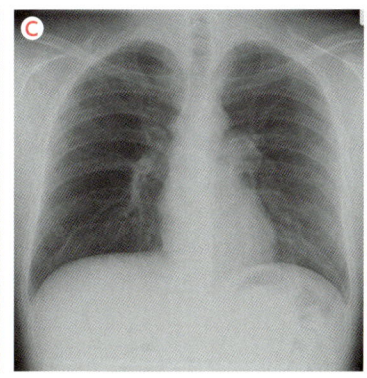

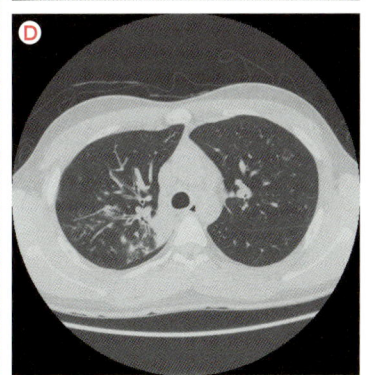

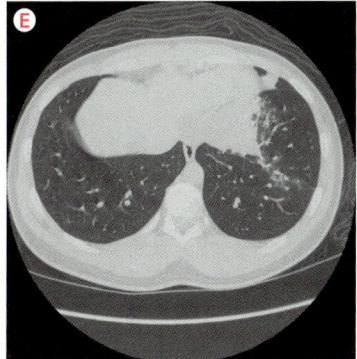

図1 マクロライド耐性マイコプラズマによる肺炎

症例は18歳男性，主訴は発熱・乾性咳嗽・頭痛．現病歴：生来健康．数日前からの発熱を主訴に近医受診，感冒の診断で処方のみで帰宅となるも，改善乏しく当院受診．
身体所見として，体温40℃，血圧109/68 mmHg，脈拍107/分，呼吸数30/分，SpO$_2$ 96％（room air）．聴診では副雑音を聴取せず．外来にてアジスロマイシン（AZM）を2日間投与するも無効であり症状悪化したため当院に入院．レボフロキサシン（LVFX）に変更後，解熱．**Multiplex PCR**にてマイコプラズマのDNAを検出し，さらにその遺伝子解析からマクロライド耐性マイコプラズマ（2063 A→G）であることが示された．後日，**マイコプラズマ抗体価**の有意な上昇（40倍以下→320倍）を認めた．
胸部単純X線所見では初診時には，肺の**容積減少**を認めないものの（**図1A**），3日後の悪化時には肺の容積が減少している（**図1B**）．当院受診から1週間後，レスピラトリーキノロンで治療後には，肺の容積が回復している（**図1C**）．胸部CTでの解析では経気道分布を示す粒状影を認め，線毛のある終末細気管支の炎症が主体である（受診翌日撮影，**図1D, E**）．この臨床経過において，肺の容積が大きく変化していることが示されている．

症例2　小児のマイコプラズマ肺炎（図2）

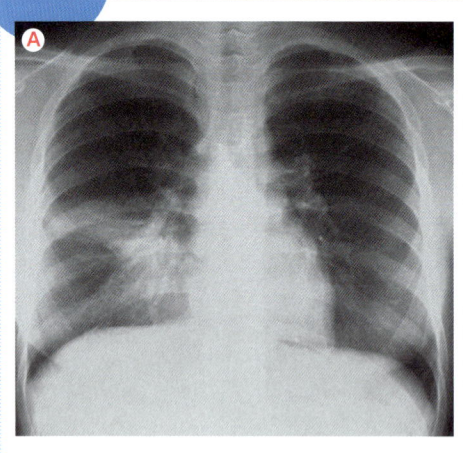

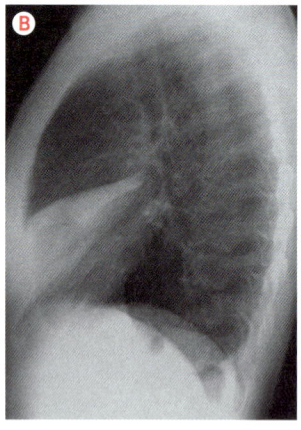

図2　小児のマイコプラズマ肺炎
右中葉のマイコプラズマ肺炎である．
A：胸部単純X線正面写真
B：胸部単純X線側面写真
ともに中葉の容積変化を示している

症例は12歳女性，主訴は発熱・乾性咳嗽・悪寒．現病歴：生来健康．数日前からの40℃の発熱，および悪寒を主訴に近医受診，改善乏しく当院受診．
身体所見として，体温37.2℃，血圧108/64 mmHg，脈拍100/分．聴診では副雑音を聴取せず．WBC 5,400/μL．後日，**マイコプラズマ抗体価**の有意な上昇（40倍→2,560倍）を認めた．
胸部単純X線所見では初診時には，右中葉の浸潤影を認める．正面写真では右心のシルエットが消失しているので，右中葉の病変であり，かつ右中葉の容積は縮小している（図2A）．特に側面写真にて右中葉の容積が減少していることがより明らかである（図2B）．

目で見た診断ポイント

　肺炎を肺の容積からとらえた報告は多くない[1]．一般的に**大葉性肺炎**においては，肺の容積が拡大することはよく知られた事実であり，**bulging fissure sign**（図3A→）として報告されている．また肺炎球菌と比較して，**クレブシエラ肺炎**（図3A）の方が，肺の容積の拡大が強い傾向にある．
　一方，肺炎で容積が減少する際には，気管支も病変の場に含む肺炎，すなわち気管支肺炎を考える．ただし肺の容積が減少するためには，広範囲に気管支病変を合併する必要がある．このような特徴を有するのは，マイコプラズマ肺炎である（図1B，図2，図3C）．マイコプラズマ肺炎の病変の場は，線毛を有する気道の上皮であり，胸部CTで病変の部位を解析すると，血管・気管支周囲に沿って浸潤影が広がっていることが示されている（図1D，E，図3D）．また末梢までair bronchogramが追えないことも，気管支内腔面の変化の強いこと，および末梢肺の**無気肺**を示唆する（図3E）．若年者において，容積減少を伴う肺炎を見た際には，マイコプラズマ肺炎を考慮する（図3）[1]．また治療により肺の容積は回復する（図1C，図3B）．
　また呼吸器感染症に伴ってcryptogenic organizing pneumonia（COP，**特発性器質化肺炎**）を呈した際にも肺の容積は減少すると考えられる．さらに気管支の閉塞に伴う**閉塞性肺炎**は無気肺の前段階であるが，肺の容積の減少する肺炎である．加えて，病態は異なるものの，放射線照射に伴う**放射線肺臓炎**も線維化を伴うことから，肺の容積の減少する疾患である（図3）[1]．

← 肺容積の増加　　　　　　　　　　　正常　　　　　　　　　　　肺容積の減少 →

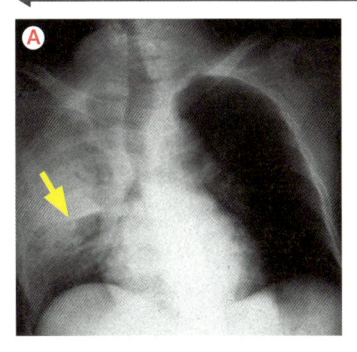

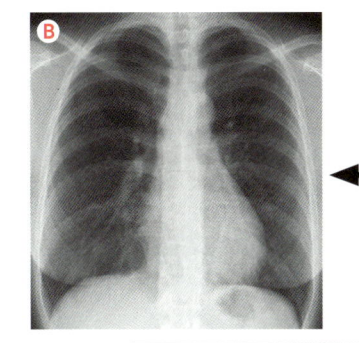

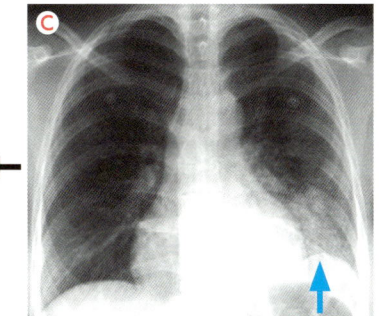

Bulging fissure sign

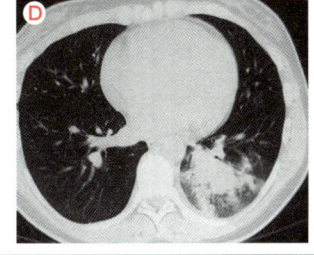

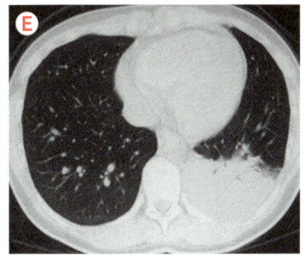

疾患		
大葉性肺炎		気管支肺炎
		器質化肺炎
		閉塞性肺炎，無気肺

病原体	
Klebsiella pneumoniae pneumonia	*Mycoplasma pneumoniae* pneumonia
Streptococcus pneumoniae pneumonia	

図3　肺の容積から見た肺炎の起因菌の推定
（文献1より転載）

肺の容積変化は，胸部単純X線写真の方が評価しやすい．肺の容積の増加する肺炎は大葉性肺炎である．一方，肺の容積が減少するのは，気管支肺炎，閉塞性肺炎，および無気肺などである．左上の肺炎はクレブシエラ肺炎（**A**）であるが，上・中葉間（minor fissure，またはhair line）が下に凸になっている（⇨）．このことは上葉の容積増加を示している．右上の肺炎はマイコプラズマ肺炎（**C**）である．左横隔膜の挙上（⇨）により左下葉の容積変化が示唆される．マイコプラズマ肺炎の胸部CTにおいては，まず病変が血管・気管支周囲にあることが示されている（**D**）．これは線毛を有する上皮細胞に感染するマイコプラズマに典型的な所見である．気管支周囲の浸潤影のため，気道の内腔も狭窄し，肺容積が減少したと考えられる．一部，air bronchogramを認めるものの（**D**），大葉性肺炎に比較して，air bronchogramを末梢まで追うことは困難である（**E**）
同じ症例の治療後の写真（**C**）では肺の容積が回復している
気管支肺炎，器質化肺炎，閉塞性肺炎，および無気肺においても肺の容積は減少する

次の一手（病歴・身体所見・確定診断に必要な検査）[2]

非定型肺炎という言葉は，欧米では使用されなくなった．その最大の要因は，**細菌性肺炎**と非定型肺炎の鑑別が困難であることによる．しかしながら，わが国のガイドラインでは細菌性肺炎と非定形肺炎との鑑別の方法が示されている（**表1**）[2]．細菌性肺炎と非定型肺炎との鑑別に用いる項目を**表1A**に示す．またこの方法を用いた際の診断精度を**表1B**に示す[2]．

非定型肺炎による呼吸器感染症を理解するためには，その病原体が主として病気を惹起する病変の主座を理解することが重要である．マイコプラズマ（*Mycoplasma pneumoniae*）は線毛を有する気道上皮のみに感染するため，病変の主座は終末細気管支までの気道上皮である．一方クラミドフィラ（*Chlamydophila pneumoniae*）は，線毛を有する上皮にも感染するし，マクロファージ

表1　細菌性肺炎と非定型肺炎の鑑別

表1A　鑑別に用いる項目

1. 年齢60歳未満
2. 基礎疾患がない，あるいは，軽微
3. 頑固な咳がある
4. 胸部聴診上所見が乏しい
5. 痰がない，あるいは，迅速診断法で原因菌が証明されない
6. 末梢血白血球が10,000/μL未満である

表1B　鑑別基準

上記6項目を使用した場合；

6項目中4項目以上合致した場合	非定型肺炎疑い
6項目中3項目以下の合致	細菌性肺炎疑い
この場合の非定型肺炎の感度は77.9％，特異度は93.0％	

上記1から5までの5項目を使用した場合；

5項目中3項目以上合致した場合	非定型肺炎疑い
5項目中2項目以下の合致	細菌性肺炎疑い
この場合の非定型肺炎の感度は83.9％，特異度は87.0％	

（文献2より引用）

内でも増殖できるので，気道，および肺胞の両者に感染する．わが国における非定形肺炎はマイコプラズマ肺炎とクラミドフィラ肺炎であるものの，実際にはクラミドフィラ肺炎は稀であることから，臨床的に非定形肺炎として重要なのはマイコプラズマ肺炎のみである．頑固な咳は線毛運動の障害によるものであると解釈できる．また胸部身体所見に乏しいことは，細気管支周囲の炎症に伴う末梢気道の閉塞[3]，および末梢肺の無気肺[1]により説明可能である．

これだけは知っておきたい疾患の概要

病原体に対する宿主の免疫応答は，**Th1型炎症反応**と**Th2型炎症反応**とに大きく分けて捉えることが重要である[4]．マイコプラズマは線毛を有する上皮細胞に主として感染するためその病変の場は終末細気管支までである．Th1型の炎症反応が優位（**ツベルクリン反応**陽性者）においては，終末細気管支を主体とした粒状影を形成するものの（図4A），Th2型の炎症反応が優位な症例（ツベルクリン反応陰性者，アレルギー性疾患を有する者）においては，滲出が過剰となり浸潤影を呈してくる（図4B）[4]．特に細胞性免疫が未熟な小児において後者のパターンを取りやすい．

治療の基本

1）外来治療の場合

①基礎疾患がない，あるいはあっても軽い，または若年成人

【処方例】　下記のいずれかを用いる
1) アジスロマイシン錠（ジスロマック®錠, 250 mg）　　1回2錠　1日1回（朝食後）　3日間
2) クラリスロマイシン錠（クラリス®錠, 200 mg）　　1回1錠　1日2回（朝夕食後）
3) ミノサイクリン錠（ミノマイシン®錠, 100 mg）　　1回1錠　1日2回（朝夕食後）

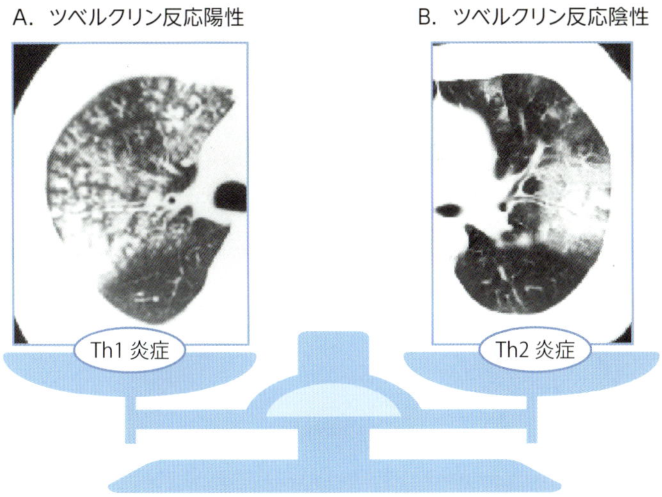

A. ツベルクリン反応陽性　　　　　B. ツベルクリン反応陰性　　**図4** マイコプラズマ肺炎におけるTh1/Th2バランスと画像所見の変化[4]

Th1炎症　　　　　　　　　　　Th2炎症

ただし症例1のように，若年者でマクロライド耐性のマイコプラズマを検出することがあるので，疫学情報を参考にして，マクロライド耐性マイコプラズマが疑われる際には，次の治療を選択する．

② 65歳以上，あるいは慢性の呼吸器疾患，心疾患がある場合

【処方例】　①の他，下記のいずれかを用いる
1) レボフロキサシン錠（クラビット®錠, 500 mg）　　1回1錠　1日1回（朝食後）
2) ガレノキサシン錠（ジェニナック®錠, 200 mg）　　1回2錠　1日1回（朝食後）

2）入院治療の場合

【処方例】　下記のいずれかを用いる
1) ミノサイクリン注（ミノマイシン®点滴静注用）　　1回100 mg　1日2回（朝夕食後）点滴静注
2) アジスロマイシン注（ジスロマック®点滴静注用）　1回500 mg　1日1回（朝食後）　点滴静注
3) レボフロキサシン注（クラビット®点滴静注用）　　1回500 mg　1日1回（朝食後）　点滴静注

3）Th2型炎症反応の関与が示唆されるとき

臨床的にはマイコプラズマ肺炎を示唆するものの，画像所見が大葉性肺炎の場合は，Th2タイプの炎症が優位になっていると判断し，**ステロイドホルモン**の使用を考慮する．

文　献

1) Fujita J, et al : Evaluation of lung volume in patients with community-acquired pneumonia. Intern Med, 52 : 293-294, 2013
2) 「成人市中肺炎診療ガイドライン」（日本呼吸器学会呼吸器感染症に関するガイドライン作成委員会），日本呼吸器学会，2007
3) Izumikawa K, et al : Lung function in adults with mycoplasmal pneumonia. Jpn J Med, 21 : 17-21, 1982
4) Tanaka H, et al : Relationships between radiological pattern and cell-mediated immune response in *Mycoplasma pneumoniae* pneumonia. Eur Respir J, 9 : 669-672, 1996

4章 呼吸器感染症の診断

2 呼吸器感染症の画像所見②
アスペルギルス呼吸器感染症

原永修作

症例1　侵襲性肺アスペルギルス症

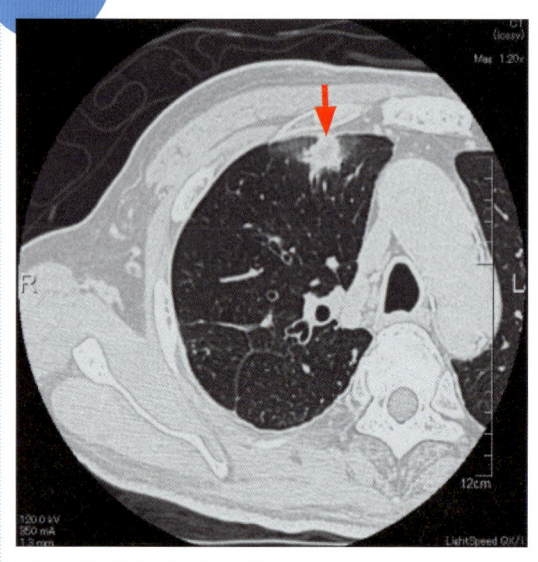

50歳男性．食道がんに化学療法施行中の患者．発熱がみられたため感染症のフォーカス検索目的に施行した胸部CTを示す（図1）．右の上葉に周囲にすりガラス陰影（halo）を伴う結節を認める．

図1　発熱時の胸部CT像
右の上葉の胸膜直下に周囲にすりガラス陰影（halo）を伴う結節（→）を認める

👀で見た診断ポイント

- 免疫抑制患者の肺に周囲にすりガラス陰影を伴う結節，浸潤影を認めた場合には**侵襲性肺アスペルギルス症**を疑う
- 腫瘤陰影の周辺にみられるすりガラス陰影はCT halo signと呼ばれる
- ただし，CT halo signはアスペルギルス症以外の疾患でもみられるため注意が必要である

次の一手（病歴・身体所見・確定診断に必要な検査）

- 好中球減少，免疫抑制療法患者に発熱や咳嗽，胸痛，血痰などの呼吸器症状がみられた場合は侵襲性肺アスペルギルス症を疑う[1]
- 胸部単純X線では評価が困難であり，胸部単純X線で陰影が確認できなくても，胸部CTを撮影することが望ましい．周囲にすりガラス陰影を伴う結節，浸潤陰影を確認する[1]
- 血清中のβ-Dグルカン，アスペルギルス抗原検査を行う
- 可能な限り喀痰や気管支洗浄液での塗抹，培養検査でアスペルギルスの検出を行う

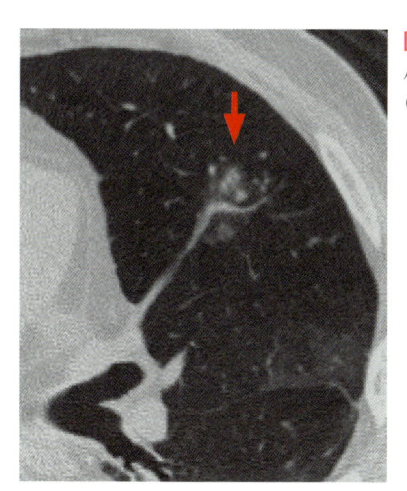

図2 気道侵襲性肺アスペルギルス症の胸部CT
小葉中心性陰影の周辺にすりガラス陰影（→）を認める
（文献2より転載）

これだけは知っておきたい疾患の概要

- 侵襲性肺アスペルギルス症には血管侵襲性と気道侵襲性の2型がある
- 血管侵襲性肺アスペルギルス症は，病原体が小動脈へ浸潤し，血管閉塞による梗塞を伴う
- 出血性梗塞が画像上のすりガラス陰影（CT halo sign）として現れる
- 気道侵襲性肺アスペルギルス症は，アスペルギルスが気道基底膜に浸潤する病態で，画像上，小葉中心性粒状陰影を呈し，周囲にすりガラス陰影を呈する（図2）[2]

治療の基本

侵襲性肺アスペルギルス症における抗菌薬の選択は下記となる．

【第一選択薬】
　ボリコナゾール（VRCZ, ブイフェンド®）1回4.0 m/kg　1日2回
　　（初日のみ　1回6.0 mg/kg　1日2回）
　アムホテリシンBリポソーム製剤（L-AMB, アムビゾーム®）
　　1回2.5〜5.0 mg/kg　1日1回

【第二選択薬】
　イトラコナゾール（ITCZ, イトリゾール®）1回200mg　1日1回（2日間のみ1日2回）
　カスポファンギン（CPFG, カンサイダス®）1回50 mg　1日1回（初日70 mg/kg）
　ミカファンギン（MCFG, ファンガード®）1回150〜300 mg/kg　1日1回

症例2　慢性肺アスペルギルス症

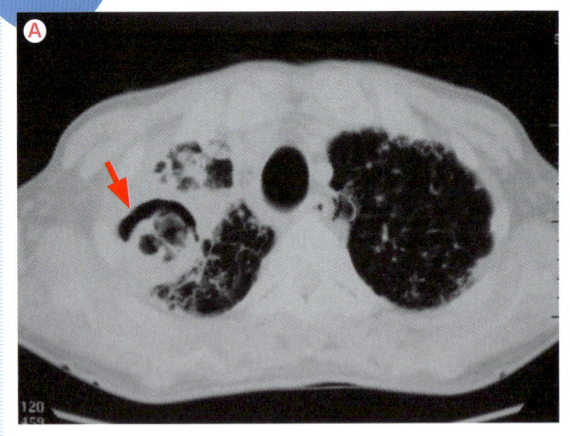

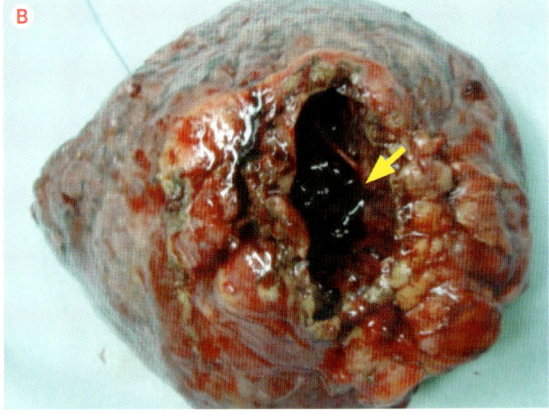

図3　胸部CTと手術標本，病理標本の所見
A：胸部CT：左上葉の既存空洞内に菌球と空洞壁の肥厚（→）を認める
B：手術標本：空洞内に血餅様の菌球（→）を認める
C：病理標本：Y字状に二分子した多数の菌糸を認める（グロコット染色）

65歳男性．間質性肺炎に対してプレドニゾロン（プレドニン®）内服中に発熱，血痰が出現した．胸部CTを撮影したところ右上葉内の既存の空洞病変内部の菌球様所見を認め空洞周囲に浸潤影を認めた（図3）．

で見た診断ポイント

- 基礎疾患による既存の空洞内の球形陰影および，空洞壁肥厚を認めた場合は**慢性肺アスペルギルス症**（chronic pulmonary aspergillosis：CPA）を疑う

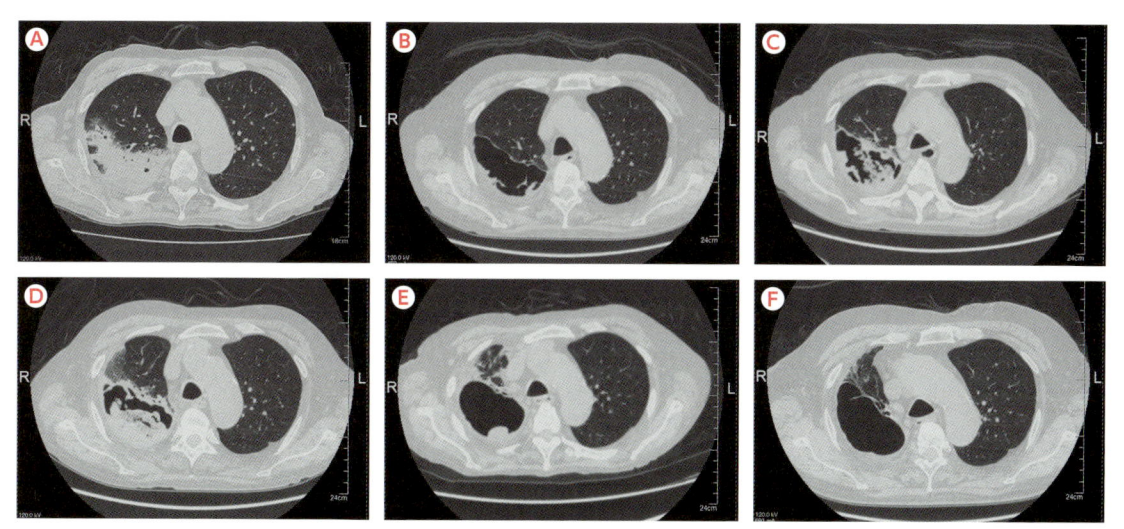

図4 慢性肺アスペルギルス症の画像経過
(文献3より転載)
A：肺結核発症時．右上葉背側に浸潤陰影が認められる　B：結核治療後の空洞形成　C：空洞内の浸潤影
D：空洞壁肥厚および内部の菌球形成　E：空洞内の菌球　F：治療後

次の一手 (病歴・身体所見・確定診断に必要な検査)

- 陳旧性肺結核や慢性閉塞性肺疾患 (chronic obstructive pulmonary disease：COPD)，間質性肺炎などの既存の肺疾患による空洞病変は慢性肺アスペルギルス症のリスクとなる
- 発熱や湿性咳嗽，体重減少などは疾患の活動性を示唆する
- 血清中のβ-Dグルカンやアスペルギルス抗原，アスペルギルス沈降抗体を提出する
- CPAでは血清アスペルギルス抗原は検出されにくいが，アスペルギルス抗体は多くの例で陽性となる[1]
- 喀痰，気管支洗浄液，肺生検組織から塗抹・培養検査でアスペルギルス (*Aspergillus fumigatus*) を検出する

これだけは知っておきたい疾患の概要

- 慢性壊死性肺アスペルギルス症 (chronic necrotizing pulmonary aspergillosis：CNPA) と慢性空洞性肺アスペルギルス症 (chronic cavitary pulmonary aspergillosis：CCPA) を合わせて慢性進行性肺アスペルギルス症 (chronic progressive pulmonary aspergillosis：CPPA) と呼ぶ[1]
- 起因菌は*Aspergillus fumigatus*のことが多い
- 図4はCPPA患者の画像を継時的に観察しえた症例である[3]．結核 (図4A) を先行し，治療後に空洞形成を認め (図4B)，空洞内部にアスペルギルスの感染をきたし (図4C) その後菌塊が球状になるとともに空洞壁周囲にも浸潤影が広がる (図4D)．治療に伴い空洞内の菌球は縮小し (図4E)，空洞のみを残して治癒 (図4F)．このように慢性肺アスペルギルス症は経過中にさまざまな陰影パターンを呈する

治療の基本

【第一選択薬】
　ミカファンギン（MCFG，ファンガード®）150〜300 mg/回　1日1回
　ボリコナゾール（VRCZ，ブイフェンド®）
　　1回4.0 mg/kg　1日2回（初日のみ1回6.0 mg/kg　1日1回）

【第二選択薬】
　カスポファンギン（CPFG，カンサイダス®）50mg/日（初日のみ70mg/日）　1日1回
　イトラコナゾール（ITCZ，イトリゾール®）
　　200 mg/日（loading dose，1回200 mg，1日2回，2日間）
　アムホテリシンBリポソーム製剤（L-AMB，アムビゾーム®）1回2.5〜5.0 mg/kg　1日1回

文献

1) 「深在性真菌症の診断・治療ガイドライン2014」（深在性真菌症のガイドライン作成委員会/編），協和企画，2014
2) Haranaga S, et al：Haloed centrilobular sign: early diagnosis of airway-invasive aspergillosis. Intern Med, 53：2259-2260, 2014
3) Haranaga S, et al：Variety and changeability of pulmonary aspergillosis. Intern Med, 53：2409-2410, 2014

4章 呼吸器感染症の診断

3 呼吸器感染症の画像所見③
ニューモシスチス肺炎

仲村秀太

症例 ニューモシスチス肺炎

図1 来院時胸部単純X線像
両側肺にすりガラス陰影（→）を認める

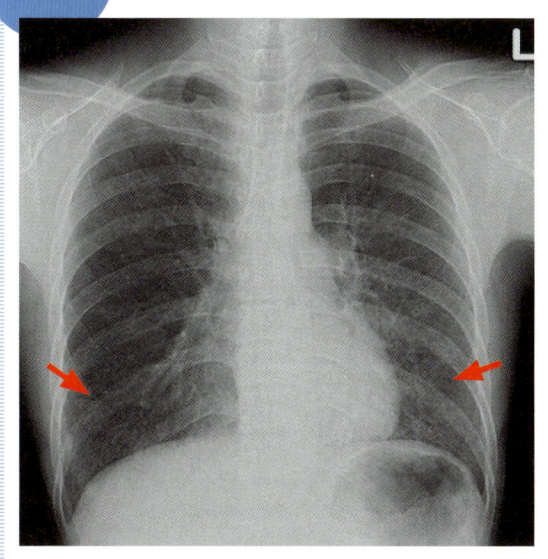

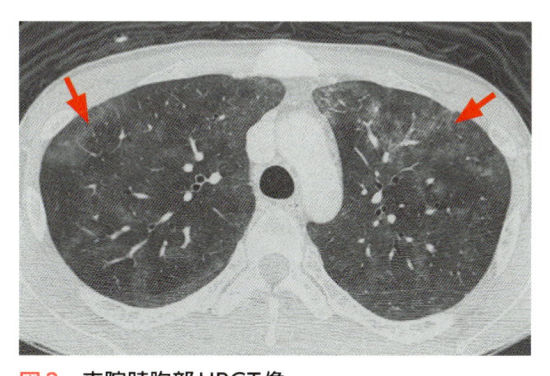

図2 来院時胸部HRCT像
両側肺に淡いびまん性のすりガラス陰影（→）を認める

26歳男性．
3週間前からの労作時呼吸困難を主訴に受診．
発熱や体重減少を伴う．
既往歴なし．
胸部単純X線で両側肺にすりガラス陰影（図1），胸部HRCTで両側びまん性の淡いすりガラス陰影（図2）が認められる．

目で見た診断ポイント

- ニューモシスチス肺炎（*Pneumocystis jirovecii* pneumonia：PCP）では典型的には両側肺に「地図状」のすりガラス陰影を認め，末梢肺野がスペアされる所見（perihilar distribution with peripheral sparing，胸膜直下に正常部分を残した所見）を認める（図3）
- 典型所見の一方で，浸潤影や囊胞形成など多彩な画像所見を呈しうる点も特筆すべき点である（図4〜7）
- HIV-PCP（HIVに合併したPCP）の場合には，口腔カンジダ症や脂漏性湿疹を併発していることが多いため，顔面および口腔内の診察も丁寧に行う（図8〜9）

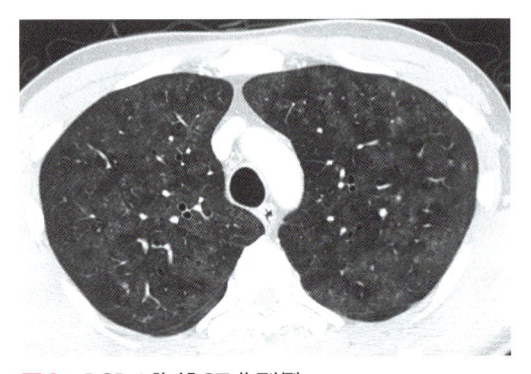

図3 PCPの胸部CT典型例
両側肺に地図状のすりガラス陰影を認めるが両側の胸膜側には正常部位を残している

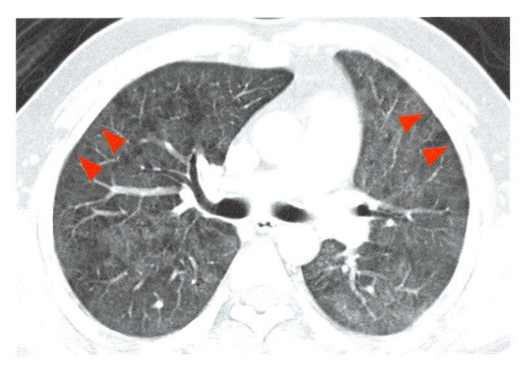

図4 末梢部位まで陰影（▶）が及んでいる症例

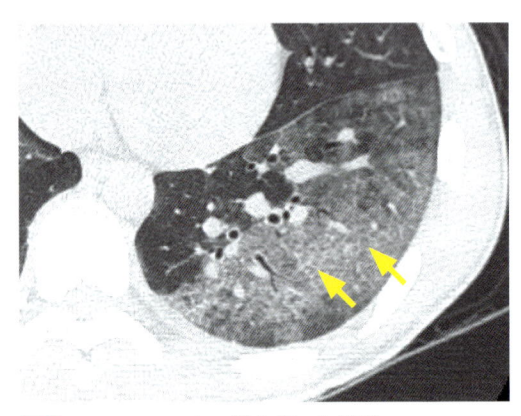

図5 crazy-paving像を伴った症例
メロンの皮様所見（⇨）

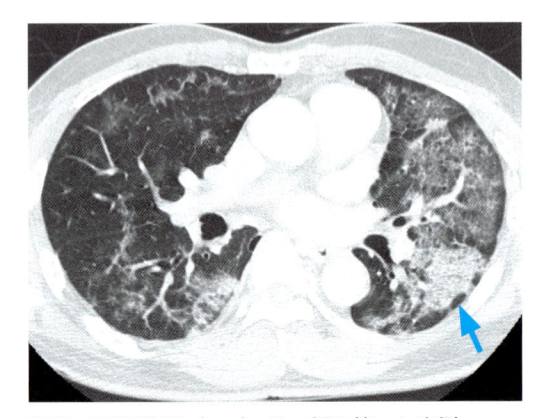

図6 浸潤陰影（➡）を一部に伴った症例

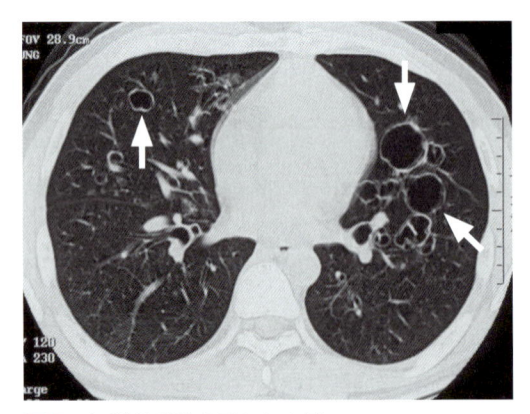

図7 気腫性囊胞を呈した症例
ニューモシスチス肺炎において，囊胞性陰影（⇨）を示す場合がある

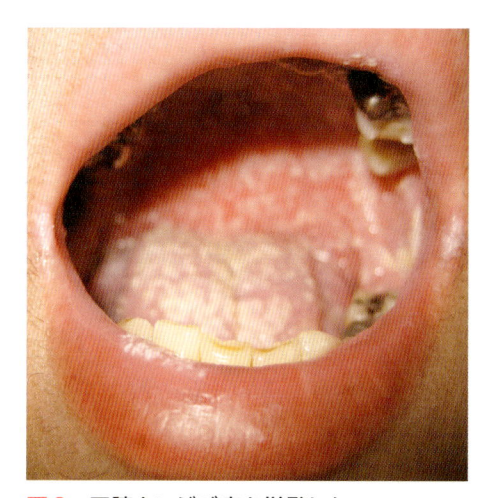

図8 口腔カンジダ症を併発したHIV-PCP症例
(「1章1 感染症の口腔内所見（pp12〜18）」参照)

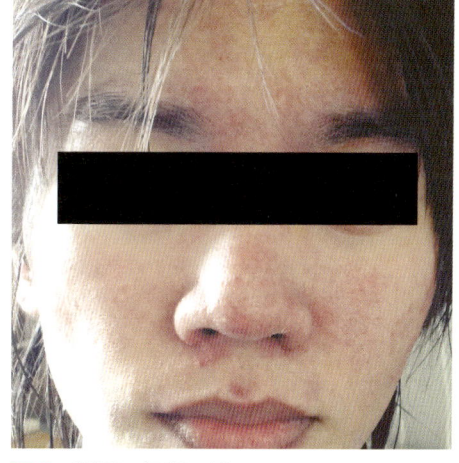

図9 顔面の紅斑の例
両側頬部ならびに眉直上部に淡い紅斑を認める．脂漏性湿疹を伴ったHIV-PCP症例

次の一手（病歴・身体所見・確定診断に必要な検査）

- 特に基礎疾患もなく原因不明の間質性肺炎をみたときは，HIV-PCPの可能性を念頭にHIV抗体検査を考慮する．梅毒やB型肝炎の病歴が参考になることもある
- 胸部聴診所見に乏しいことが多い
- 気管支肺胞洗浄で*Pneumocystis jirovecii*を確認することが確定診断となる
- 気管支鏡検査が実施できない場合には，血清β-Dグルカンや喀痰PCRによる*Pneumocystis jirovecii* DNAの検出など補助的診断ツールを活用する
- 特にHIV-PCPの症例では結核などの他の呼吸器感染症を同時に合併していることも少なくないため十分な注意が必要である

これだけは知っておきたい疾患の概要

- *Pneumocystis jirovecii*によって生じる致死的な呼吸器日和見感染症である
- AIDS発症の表現型としてのPCPやステロイド，免疫抑制薬投与下に発症するケースが考えられる

治療の基本

- ST合剤を第一選択薬とするが有害事象などで継続できない場合にはペンタミジンやアトバコンへの変更を検討する
- HIV-PCPで呼吸不全を伴う場合にはステロイドの併用を行う

文献

1) 「ニューモシスチス肺炎のすべて」（ニューモシスチス肺炎研究委員会/編），克誠堂出版，2014

4章 呼吸器感染症の診断

4 エキノコッカス症

仲村　究

症例　エキノコッカス症

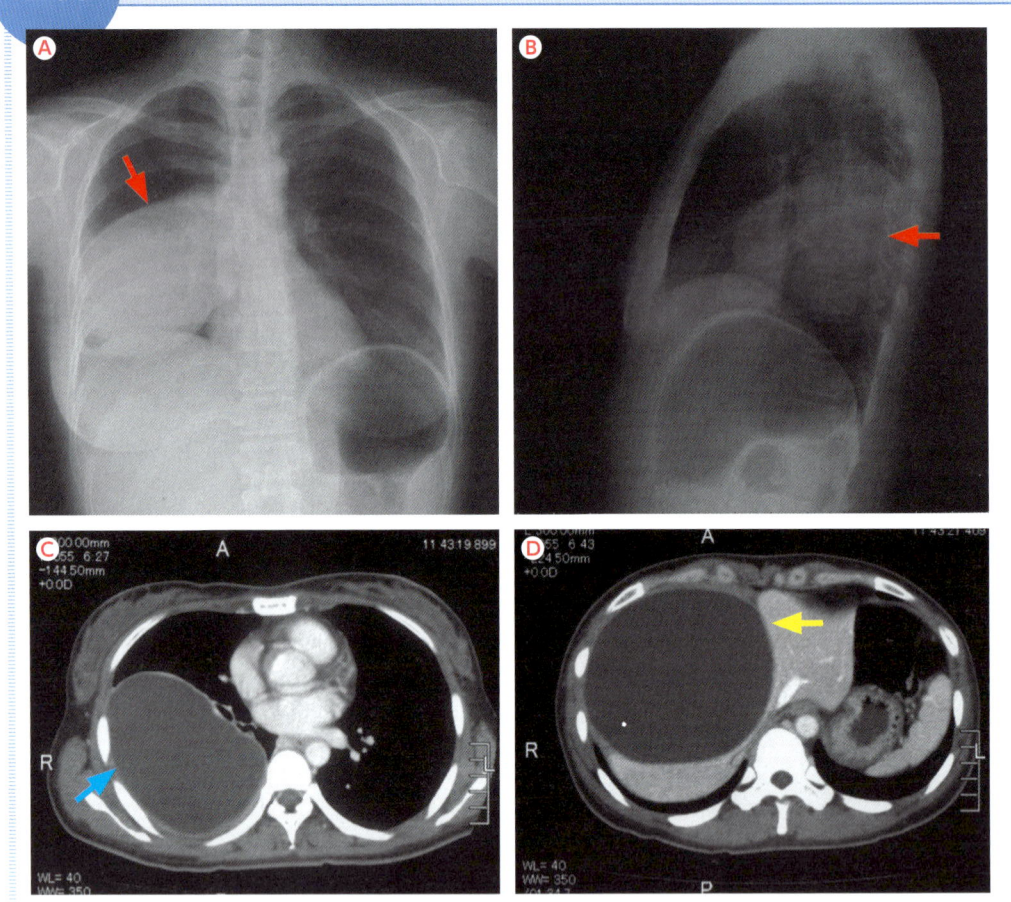

図1　入院時胸部単純X線および胸腹部造影CT像
A：右肺の腫瘤像（正面，→），B：右肺の腫瘤像（側面，→），C：被膜を有する肺の囊胞性病変（→）
D：肝の囊胞性病変（→）（A, C, D：文献1より転載）

30代女性．主訴：1年前からの乾性咳嗽，咳嗽時に増強する右季肋部痛・背部痛
入院時の胸部単純X線像（図1A, B）と胸腹部造影CT像（図1C, D）を示す．

で見た診断ポイント

- 辺縁整の巨大な囊胞性病変が右肺と肝内に認められ，原因疾患として良性囊胞，膿瘍，腫瘍等が鑑別となる
- 肺や肝臓に囊胞性病変を形成しうる疾患の鑑別として，寄生虫感染症（**エキノコッカス症**）の可能性をあげられるかどうかが診断のポイントとなる

次の一手（病歴・身体所見・確定診断に必要な検査）

寄生虫疾患の検索を行うためには，患者の渡航歴や飲食物の嗜好等について聴取することが重要である．本例における確定診断までの詳細を解説する．

1）現病歴

3年前に渡英し，約1年前より乾性咳嗽が出現．半年前より，咳嗽後に次第に右の季肋部・背部の疼痛を自覚するようになった．帰国後，咳嗽について相談する目的で近医を受診．右肺および肝に腫瘤性病変を指摘された．巨大な気管支嚢胞と肝嚢胞の偶発的な合併が当初疑われ，診断および治療目的に手術予定となっていた．しかし，肺・肝臓に嚢胞性病変を形成しうる疾患の鑑別として寄生虫疾患の可能性があがり，精査加療目的に当院へ紹介入院となった．

2）既往歴

渡英直後にホームパーティーで提供された生野菜を摂食した翌日，全身に蕁麻疹様の膨疹が出現し，1日程度で軽快したことがあった．それまで食物・薬剤含めアレルギー歴はなく，また蕁麻疹が出現した経験もなかったため，現地の医療機関を受診し相談したが渡航に伴うストレスのためであろう，と言われた．

3）入院時身体所見・検査所見

体温36.1℃，SpO_2 99%（room air），右肺呼吸音は低下，左は正常肺胞音で両側ともwheeze/crackleを聴取せず．腹部は平坦，軟．肝辺縁を腹部正中やや左側に触れる．脾は触知しない．圧痛なし．血液検査：WBC $4.2×10^3/\mu L$（Eo 7.0%），ESR 27 mm/時，CRP 0.25 mg/dL，AST（GOT）26 IU/L，ALT（GPT）39 IU/L，IgE 556 IU/mL，便検査：虫卵直接法（−），虫卵集卵法（−）

4）確定診断に必要な検査

免疫血清学的検査（ELISA法，Western blot法等）

これだけは知っておきたい疾患の概要

エキノコッカス症（human echinococcosis）は寄生虫の一種であるエキノコッカス属（genus Echinococcus）による人獣共通感染症であり，E. granulosus によるcystic echinococcosis，E. multilocularis によるalveolar echinococcosis，E. vogeli によるpolycystic echinococcosis，E. oligarthrus によるunicystic echinococcosis の4つの病型が知られている．本邦では北海道などを中心としてalveolar echinococcosisが多く認められ問題となっているが，世界的には本稿で呈示するE. granulosus（図2）によるcystic echinococcosisの頻度が高い．ヒトはE. granulosus の終宿主ではなく中間宿主として存在し，幼虫寄生によってエキノコッカス症が惹起される．いずれの条虫もキツネ，オオカミ，イヌ，ネコなどを終宿主としており，ヒトへの感染はそれらの動物から排泄される条虫の虫卵を経口摂取することで成立する．治療薬としてはアルベンダゾール等の内服があるが，後述するように肺病変では基本的に手術による完全な摘出を考慮し，肝病変では内服治療と嚢胞内容の吸引処置も選択される．感染症法では4類感染症全数把握疾患に指定されている．

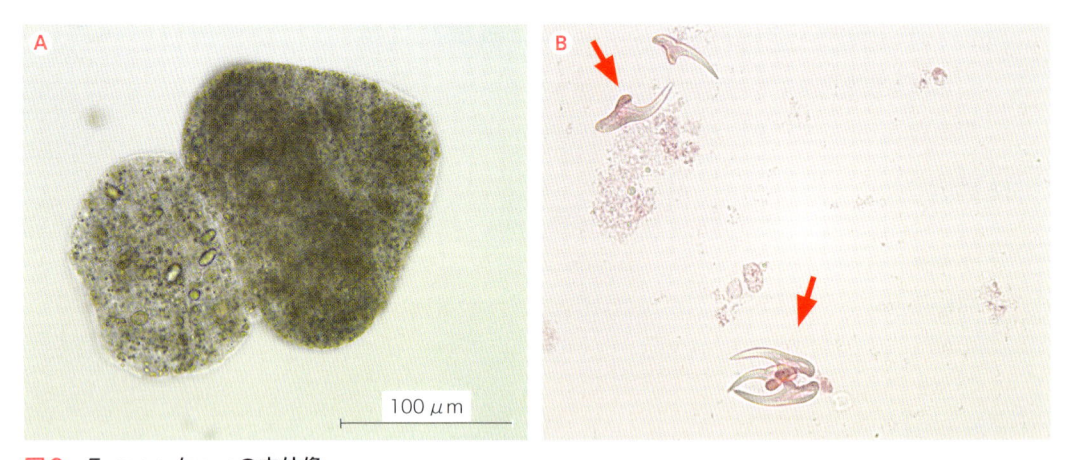

図2　*E. granulosus* の虫体像
A：囊胞内の虫体（文献1より転載），B：虫体より遊離した鉤（hook→）

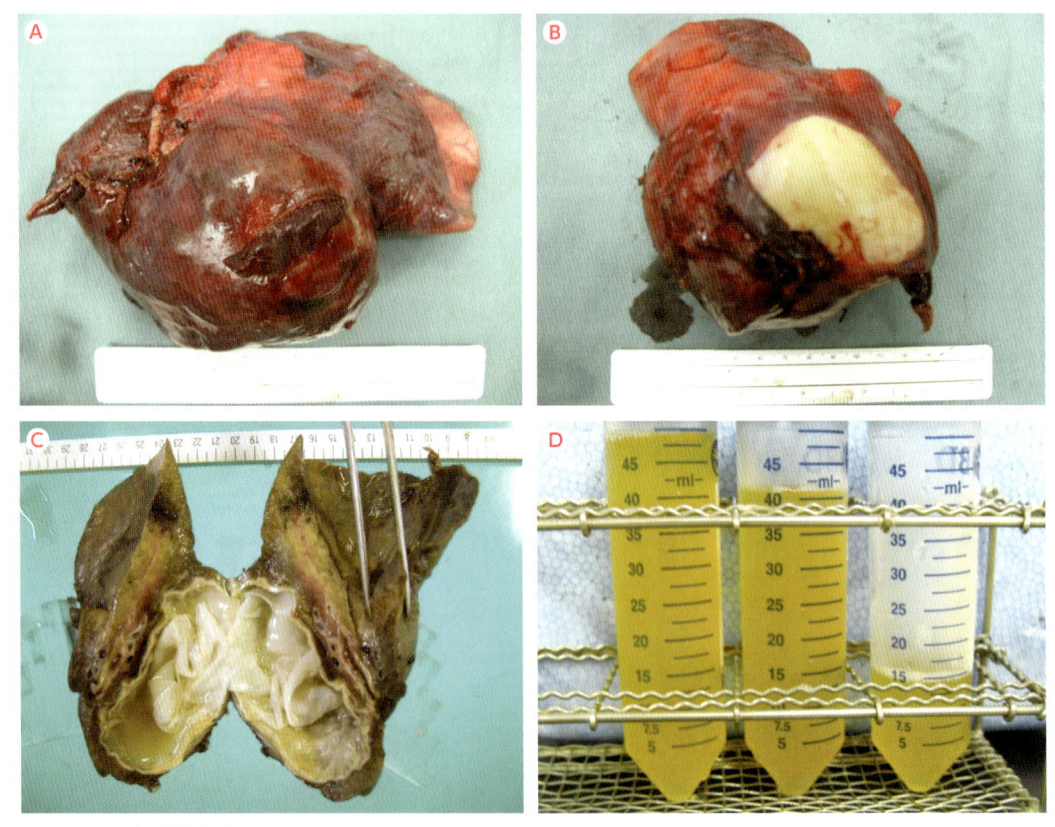

図3　肺の囊胞性病変
A：摘出された肺病変，B：囊胞外周の繊維性被膜，C：固定後の肺病変の割面（文献1より転載），D：肺囊胞内容液　黄褐色調の囊胞内容液を1,130 mL吸引した．囊胞内の初圧は8 mmHgであった

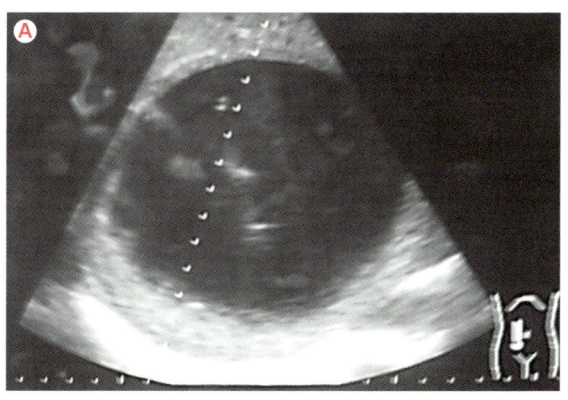

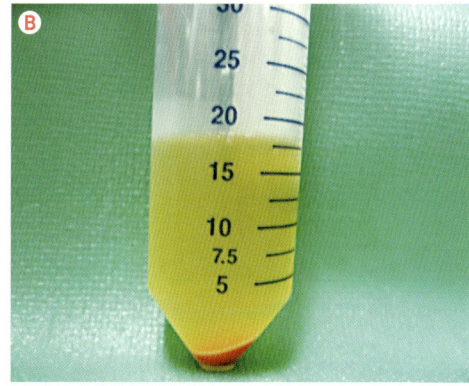

図4 肝の嚢胞性病変
A：肝病変のエコー像．単胞性，球形の内部無エコーな直径約 10 cm の嚢胞性病変を認めた
B：肝嚢胞内容液．黄色の嚢胞内容液を約 400 mL 吸引した．嚢胞内の初圧は 26 mmHg であった

治療の基本

- 肺病変については一般的に，手術的な根治切除（tumor-like, radical surgery）と術前後の抗寄生虫薬投与が行われる〔WHO（World Health Organization）による治療指針を参照[2]〕
- 肝の嚢胞性病変に対する治療としては，①PAIR〔percutaneous aspiration injection re-aspiration（経皮的吸引－注入－再吸引）：嚢胞内容を経皮的にカテーテルにて吸引後，scolicidal agents を注入，その後再吸引を行う〕，②手術的切除（図3），③抗寄生虫薬内服，④無治療での経過観察（watch and wait），のいずれかの選択となる．エコーによる嚢胞のサイズと内部所見の評価を行い（図4），ステージを決定したうえで選択される[3]
- 本例のように肺，肝臓に巨大な嚢胞性病変を合併した場合，術式として右肺の病変を切除後，経横隔膜的または経腹的に肝嚢胞へアプローチを行う方法がある[1]

文 献

1) Nakamura K, et al：Case report：a case of pulmonary and hepatic cystic Echinococcosis of CE1 stage in a healthy Japanese female that was suspected to have been acquired during her stay in the United Kingdom. Am J Trop Med Hyg, 85：456-459, 2011
2) Brunetti E, et al：Expert consensus for the diagnosis and treatment of cystic and alveolar echinococcosis in humans. Acta Trop, 114：1-16, 2010
3) Junghanss T, et al：Clinical management of cystic echinococcosis: state of the art, problems, and perspectives. Am J Trop Med Hyg, 79：301-311, 2008

4章 呼吸器感染症の診断

5 ウエステルマン肺吸虫症

金城武士

症例　ウエステルマン肺吸虫症

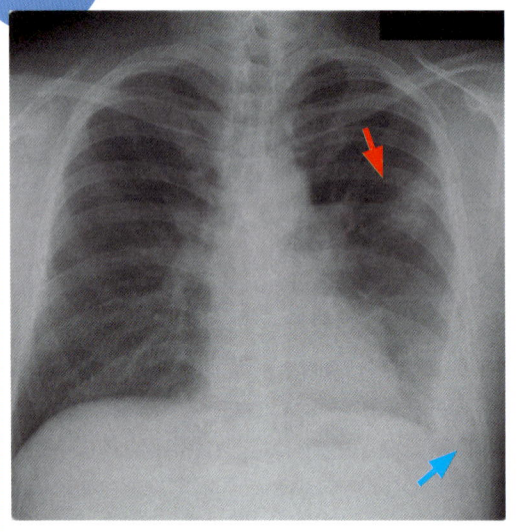

図1　来院時胸部単純X線
左上肺野の腫瘤状陰影（→）と左胸水（→）がみられた

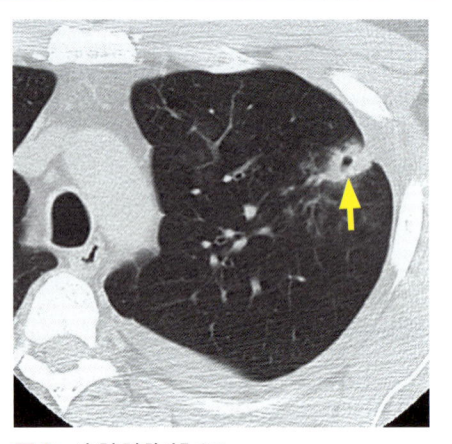

図2　来院時胸部CT
腫瘤内部に空洞がみられた（→）

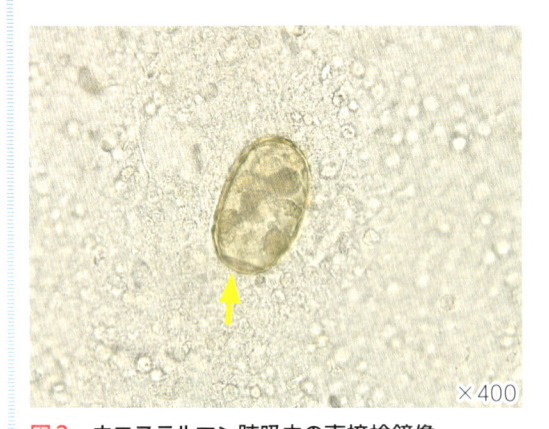

図3　ウエステルマン肺吸虫の直接検鏡像
小蓋（→）を有する虫卵が認められた

35歳男性.
膿性痰，血痰を主訴に来院され，胸部単純X線では左上肺野の腫瘤状陰影と左胸水（図1），胸部CTでは腫瘤内部に空洞が認められた（図2）．胸水は無臭で黄白色を呈していた．喀痰，胸水，糞便を直接検鏡したところ小蓋を有する虫卵が認められた（図3：倍率400倍）

目で見た診断ポイント

- **ウエステルマン肺吸虫**の虫卵は濃い褐色を呈しており，明瞭な小蓋を有するのが特徴である．大きさは長径80〜90μm，短径46〜52μmで人体寄生虫の虫卵のなかでは大型の部類に属する[1]
- 胸部CTでは，虫嚢と考えられる空洞影や，肺吸虫が移動した痕跡（虫道）と考えられる線状影が認められることがある
- **ウエステルマン肺吸虫症**でみられる胸水の性状は膿性，血性，淡黄色，乳白色などさまざまである[2]

次の一手（病歴・身体所見・確定診断に必要な検査）

- ウエステルマン肺吸虫（*Paragonimus westermani*）の感染源はモクズガニ，サワガニなどの淡水産甲殻類，あるいは待機宿主であるイノシシの肉である．よって本疾患を疑った場合にはこれらの摂取歴がないかどうか問診することが重要である
- 上記の生食後1週目に腹痛，下痢などの消化器症状，1〜3カ月後に湿性咳嗽や胸痛などの胸部症状が出現する
- 胸部単純X線上，**浸潤影，結節影，空洞形成，胸水貯留など病期によって多彩な異常陰影**を呈する．胸部CTでは虫体が肺内を移動することによって生じる，**胸膜から連続するトンネル状の透亮像**が認められることがあり，本症に特徴的な所見である
- 本症の確定診断は喀痰や糞便，胸水からの虫卵検出であるが検出率は高くなく，ELISA法を用いた血清抗体価測定が有用である

これだけは知っておきたい疾患の概要

- 肺吸虫症はかつて日本全国でみられたが，1950年代から60年代にかけて激減した．しかし1990年代から南九州を中心に新規患者が増加している[3]
- ヒト肺吸虫症の病原体として本邦で報告されている肺吸虫はウエステルマン肺吸虫，宮崎肺吸虫，大平肺吸虫であるが，前二者がほとんどである
- ヒトに経口感染したウエステルマン肺吸虫の幼虫は小腸内で脱嚢遊離し，腸管壁を貫通して腹腔内に出る．そして横隔膜を貫通して胸腔に侵入し，臓側胸膜を貫通して肺実質に到達する

治療の基本

- 治療はプラジカンテル（ビルトリシド®）を用いる．添付文書に記載されている用量では効果が不十分といわれており，25 mg/kg/回を1日3回で3日間投与する．胸水が貯留している症例では，治療前に胸水をできる限り除去する
- 治療後，臨床症状や画像所見の改善がみられるが，3カ月後を目途に血清抗体価を測定し，抗体価が低下していることを確認する

文 献

1) 「図説人体寄生虫学第6版」（吉田幸雄，有薗直樹/著），南山堂，2002
2) 乗松克政：肺吸虫症．呼吸，5：144-151，1986
3) 丸山治彦，名和行文：呼吸器と寄生虫 肺吸虫．日本胸部臨床，66：269-275，2007

5章　消化器感染症の診断

1 消化管感染症の内視鏡所見①
カンピロバクター腸炎, サルモネラ腸炎, クラミジア直腸炎

外間　昭

症例1　カンピロバクター腸炎

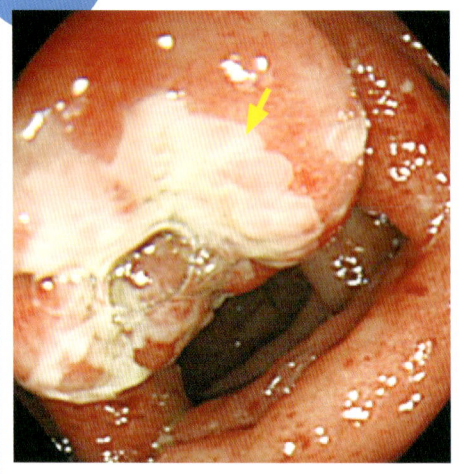

図1　回盲弁上にみられた浅い潰瘍（→）

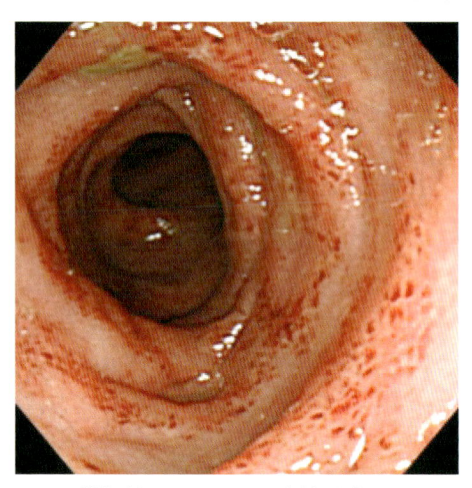

図2　横行結腸にみられた斑状発赤
斑状発赤の間には正常粘膜もみられる

25歳，男性．
加熱が不十分な鶏肉を食べた5日後の発熱，腹痛，血便．
来院時の大腸内視鏡所見である（図1〜3）．

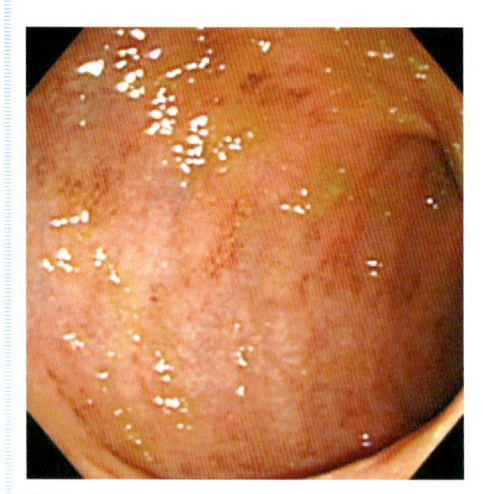

図3　直腸にみられた淡い小発赤斑

で見た診断ポイント

- 回盲弁に潰瘍が認められた場合は，**カンピロバクター腸炎**を疑う
- 全大腸に発赤が生じるが，病変の間には正常粘膜が介在する
- 回盲弁の病変は，他の大腸病変に比較して治癒が遅く，回盲弁上の潰瘍のみがみられることがある

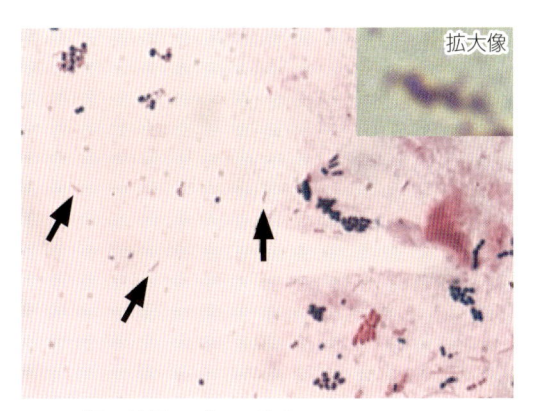

図4　便の塗抹のグラム染色
(琉球大学医学部附属病院検査部 仲宗根勇先生提供)

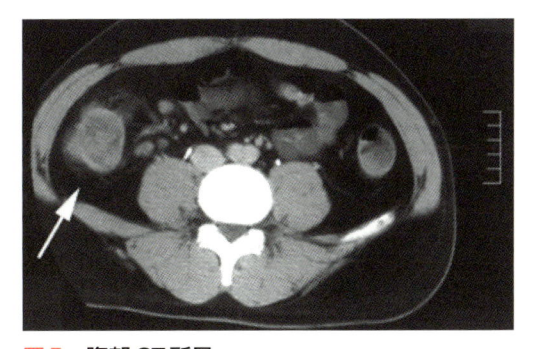

図5　腹部CT所見
右側結腸に全周性壁肥厚像や漿膜周囲の毛羽立ち像（⇨）がみられる（冒頭と別症例）

次の一手（病歴・身体所見・確定診断に必要な検査）

- 鶏肉など肉類の摂食歴を確認する．潜伏期が2〜10日と比較的長い点に注意する
- 腸液や便を塗抹してグラム染色をすると，特徴的ならせん状のグラム陰性桿菌がみられる場合があり（図4➡），早期診断に役立つ．培養検査で確定診断する
- 腹部CTでは，右側結腸を主体とする全周性壁肥厚像（図5⇨），漿膜周囲の毛羽立ち像（図5⇨）や腸間膜リンパ節の腫大を認めることがある．腸管出血性大腸菌やサルモネラによる腸炎でも類似した所見を認める
- 血便をきたしている場合は，大腸内視鏡の施行が望ましい

これだけは知っておきたい疾患の概要

- カンピロバクター腸炎は，主に *Campylobacter jejuni* と *C. coli* によって起こるが，前者が大部分を占める
- わが国の細菌性食中毒のなかで最も頻度が高い
- カンピロバクター腸炎発症から数週間後に，神経麻痺をきたす根神経炎のGuillain-Barré症候群（ギラン・バレー症候群）が生じることがある

治療の基本

- マクロライド系抗菌薬が第一選択であるが，軽症ならば必要ない．ニューキノロン系抗菌薬に対する耐性菌が増えている

5章　消化器感染症

症例2　サルモネラ腸炎

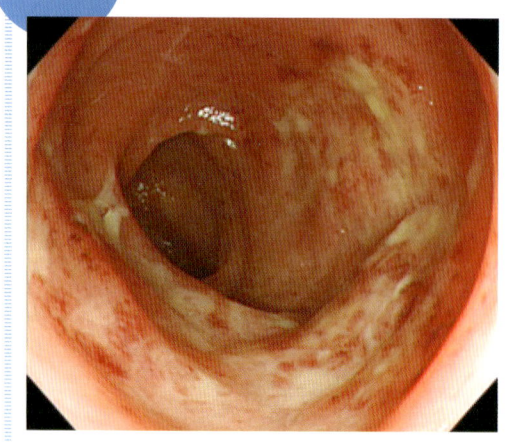

図6　回腸にみられた全周性のびらん

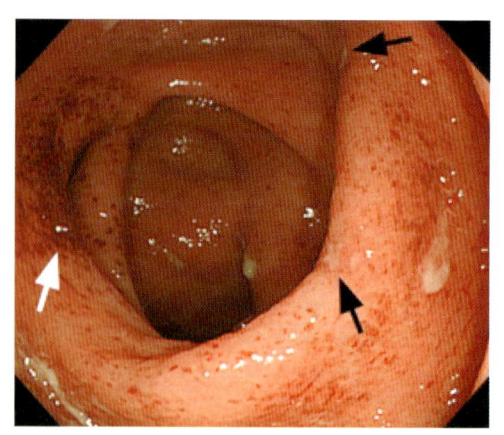

図7　回盲弁全体にみられた発赤と粘膜内出血（⇨）と上行結腸の多発したびらん（→）と膿性粘液の付着

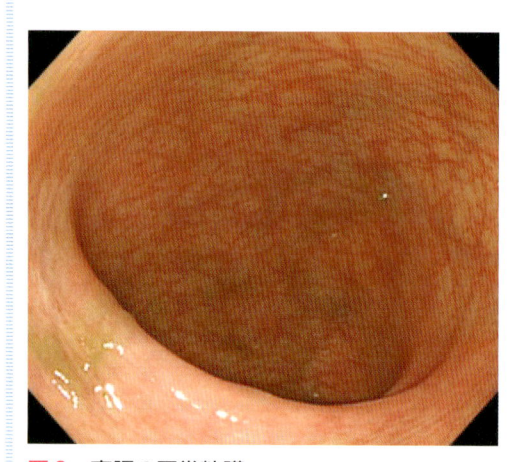

図8　直腸の正常粘膜

68歳男性．
傷んだ生卵を食べた翌日の発熱，腹痛，水様性下痢．
来院時の大腸内視鏡所見である（図6〜8）．

目で見た診断ポイント

- **サルモネラ腸炎**ではほとんどの症例で，回腸末端に病変が認められる
- 全大腸に病変が認められるが，直腸の病変は少ない（rectal sparing）
- 腹部エコーとCTでは，右側結腸を主体とする著明な全周性壁肥厚像（図9，10）を認めることがある

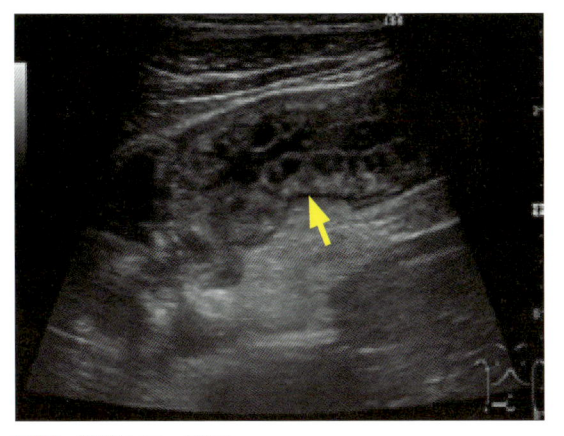

図9 腹部エコー所見
回盲部に著明な全周性壁肥厚像（⇨）がみられる
（浦添総合病院内科 伊良波 淳先生提供）

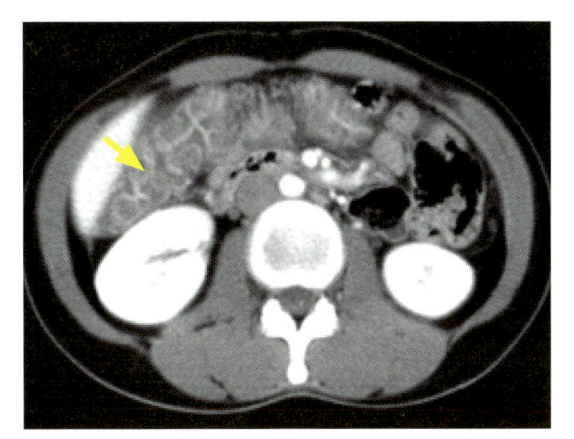

図10 腹部CT所見
上行結腸から横行結腸にかけて著明な全周性壁肥厚像（⇨）がみられる．粘膜は造影効果がみられる
（浦添総合病院内科 伊良波 淳先生提供）

次の一手（病歴・身体所見・確定診断に必要な検査）

- 鶏卵，生卵加工品や肉類の摂食歴とペットの飼育歴を確認する
- 腸液や下痢便の細菌培養を行い，確定診断する
- 血便をきたしている場合は，大腸内視鏡の施行が望ましい

これだけは知っておきたい疾患の概要

- **サルモネラ腸炎**は，非チフス性Salmonella属による腸管感染症である
- 潜伏期が8〜48時間と短い
- 高熱を生じることが多く，また菌血症をきたしやすい

治療の基本

- ニューキノロン系抗菌薬が第一選択であるが，耐性菌が増えている

症例3　クラミジア直腸炎

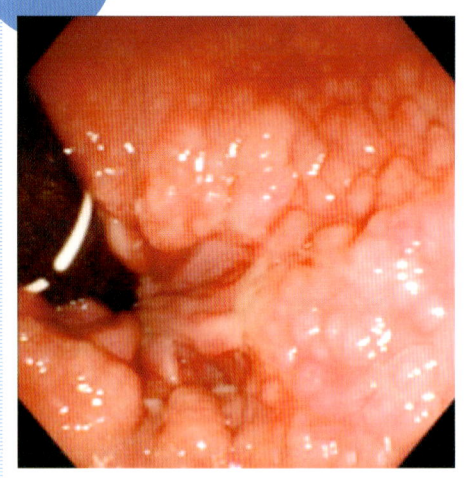

図11　下部直腸に限局してみられた「イクラ状粘膜」

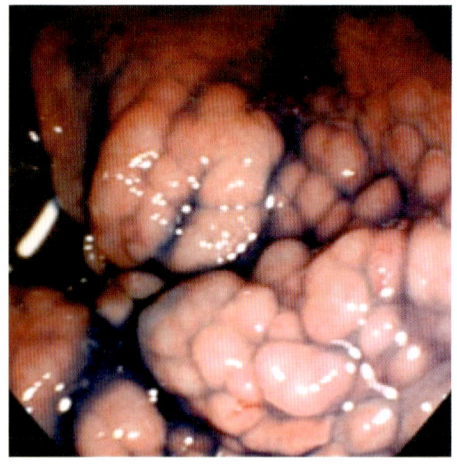

図12　インジゴカルミン色素撒布により強調された，下部直腸の均一な半球状小隆起の集簇

24歳女性．
3カ月持続する血便．性器ヘルペスの既往がある．
来院時の大腸内視鏡所見である（図11，12）．

👀で見た診断ポイント

- 下部直腸に「イクラ状粘膜」が認められた場合は，**クラミジア直腸炎**を疑う

次の一手（病歴・身体所見・確定診断に必要な検査）

- 「イクラ状粘膜」を見たら性行為感染症の可能性も考慮して病歴を聴取する
- 直腸擦過または生検検体を用いて子宮頸管炎の診断用のクラミジア検出キット（酵素抗体法による抗原検出，PCR法によるDNA検出）で確定診断する
- 血清の抗クラミジア抗体価も補助診断となる
- 生検では，非特異的なリンパ濾胞の増生と炎症細胞の浸潤がみられる（図13）
- 鑑別疾患は，リンパ濾胞性直腸炎や直腸MALTリンパ腫である

これだけは知っておきたい疾患の概要

- クラミジア直腸炎は，*Chlamydia trachomatis*による性行為感染症である
- 感染経路は，肛門性交，感染した膣分泌物の会陰・直腸への流入，または感染した膣・子宮からの直腸へのリンパ行性感染が考えられている

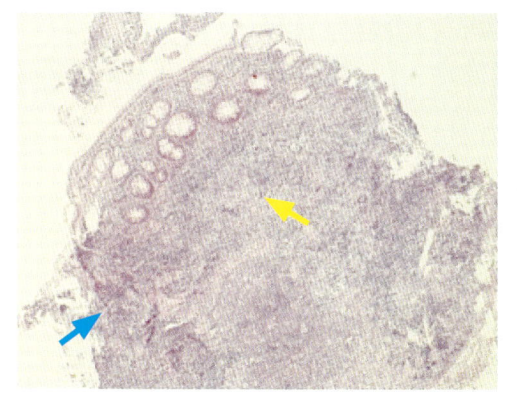

図13 直腸病変の病理組織学的所見（HE染色）
HE：hematoxylin eosin
リンパ濾胞の増生（黄矢印）と炎症細胞の浸潤（青矢印）がみられる

治療の基本

- マクロライド系抗菌薬が第一選択である．ニューキノロン系抗菌薬も有効である
- パートナーのクラミジア感染の診断と治療も行う

5章 消化器感染症の診断

2 消化管感染症の内視鏡所見②
アメーバ性大腸炎,偽膜性腸炎

外間　昭

症例1　アメーバ性大腸炎

41歳女性.
東南アジアから帰国した後に,3年間間欠的に持続する腹痛,下痢と粘血便.
来院時の大腸内視鏡所見である(図1〜3).

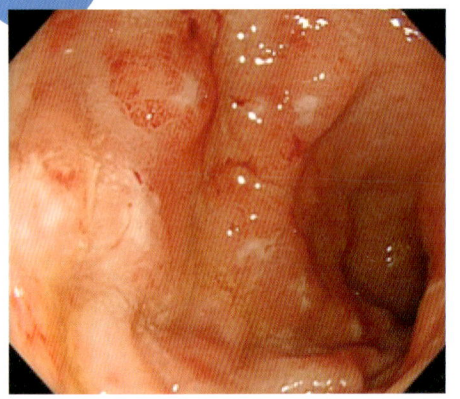

図1　直腸にみられたタコイボ様びらん
黄白色の汚い白苔の滲み出しとびらん周囲の白斑が目立つ

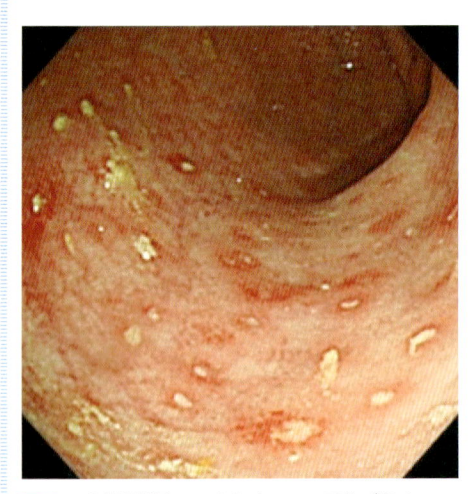

図2　S状結腸にみられたアフタ様びらん
びらん周囲の紅暈が目立つ.病変の間には正常粘膜が介在する

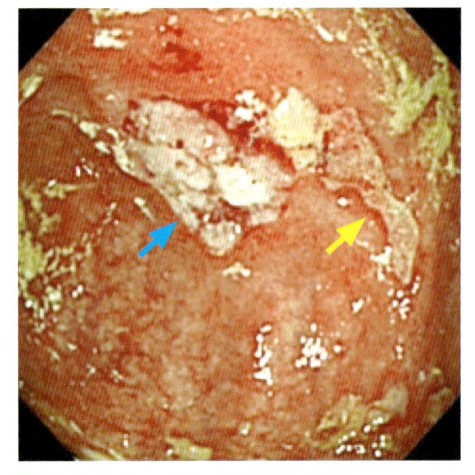

図3　盲腸にみられた不整形潰瘍
白苔の滲み出しと易出血性が目立つ.
潰瘍と白苔(→),潰瘍のみ(→)

目で見た診断ポイント

- 「汚く」「滲み出た」白苔(膿苔)を伴った多彩なびらんや潰瘍が混在し,直腸と盲腸に病変があれば,**アメーバ性大腸炎**が強く疑われる

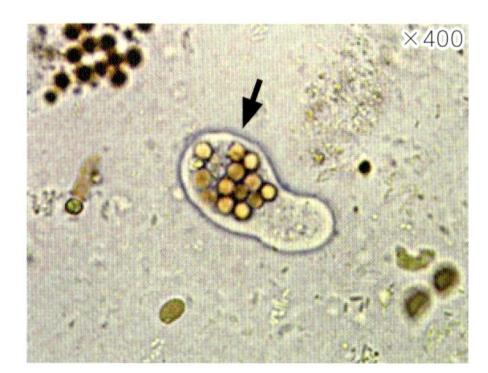

図4　便の塗抹鏡検像
アメーバ虫体を観察する（→）．

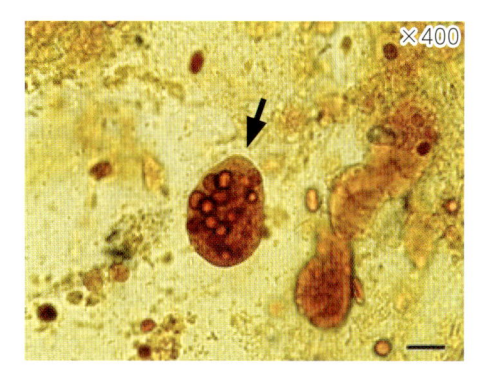

図5　便の塗抹鏡検像（MIF染色）
アメーバ虫体を観察する（→）
MIF：merthiolate-iodine-formalin

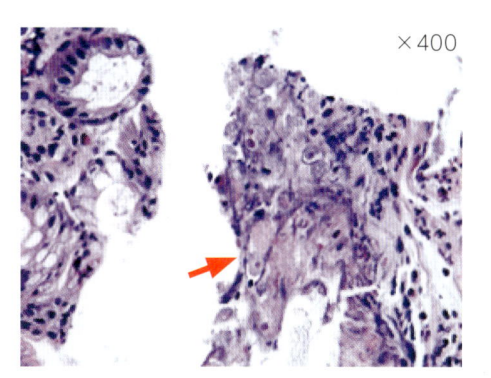

図6　直腸病変の生検病理組織学的検査（HE染色）
アメーバ栄養体がみられる（→）
HE：hematoxylin-eosin

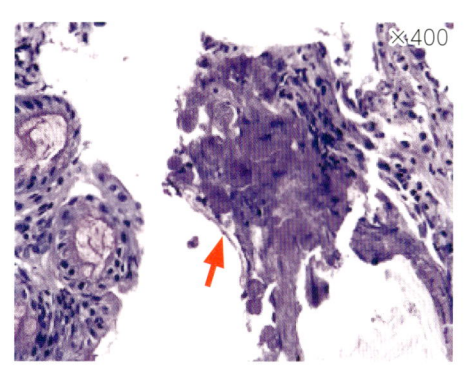

図7　直腸病変の生検病理組織学的検査（PAS染色）
アメーバ栄養体がみられる（→）
PAS：periodic acid-schiff

次の一手（病歴・身体所見・確定診断に必要な検査）

- 海外渡航歴がなければ，性行為感染症の可能性も考慮して病歴を聴取する
- 下痢便の塗抹を37℃（人肌）で温めながら素早く直接鏡検し，アメーバ虫体を観察する（図4，5）
- 白苔を含めた生検ではアメーバ栄養体がみられる（図6）．PAS染色が有用である（図7）
- 鑑別疾患は，アフタ様びらんや潰瘍を生じる潰瘍性大腸炎，クローン病，偽膜性腸炎，腸結核である．特に，潰瘍性大腸炎と誤診してステロイドを投与すると劇症化する
- 慢性の下痢や血便をきたしている場合は，大腸内視鏡の施行が望ましい

これだけは知っておきたい疾患の概要

- アメーバ腸炎は，*Entamoeba histolytica*による腸管感染症である
- 性行為感染症であり，男性同性愛者に多い．HIV感染合併を念頭におく
- 肝膿瘍の合併や免疫能低下に伴う劇症化に留意する

治療の基本

- メトロニダゾールの経口投与が第一選択である

症例2　偽膜性腸炎

81歳女性.
肺炎に対するセフェム系抗菌薬投与3日後の発熱, 腹痛, 下痢.
初診時の大腸内視鏡所見である (図8).

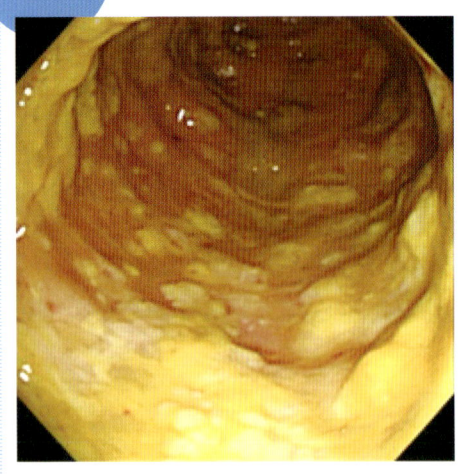

図8　直腸にみられた多発する黄白色の偽膜

症例3　偽膜性腸炎

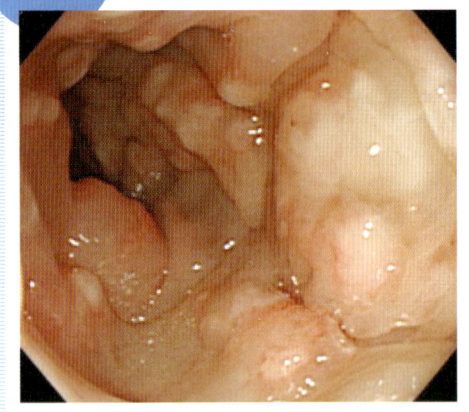

図9　直腸にみられた著明な粘膜浮腫と白色の偽膜を伴った多発びらん

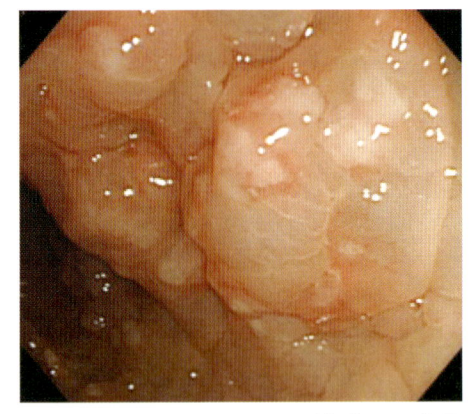

図10　周囲に紅暈のあるアフタ様びらんの多発とびまん性の浮腫 (直腸)

70歳男性.
ピロリ菌 (Helicobacter pylori) 除菌のための抗菌薬投与7日後のショック, 発熱, 腹部膨満.
初診時の大腸内視鏡所見である (図9, 10).

で見た診断ポイント

- 直腸からS状結腸に, 白色〜黄白色隆起 (偽膜) の多発がみられたら, **偽膜性腸炎**を疑う
- 症例2の腹部CTでは, 3層のtarget signを呈する直腸の全周性壁肥厚像 (図11→) や全結腸の著明な壁肥厚像 (図12⇨) や多量の腹水 (図12⇨) がみられた

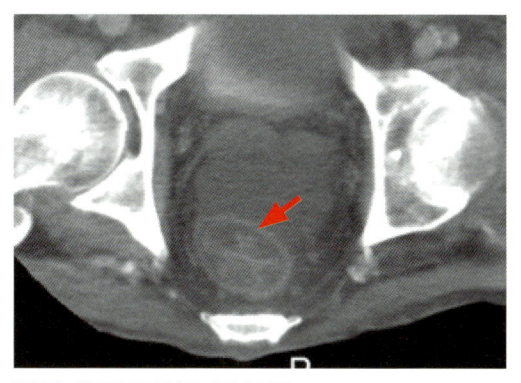

図11 腹部CT所見（骨盤部）
（症例2と同一症例）

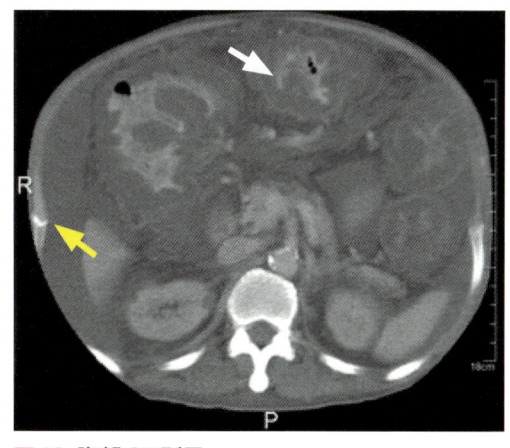

図12 腹部CT所見
（症例2と同一症例）

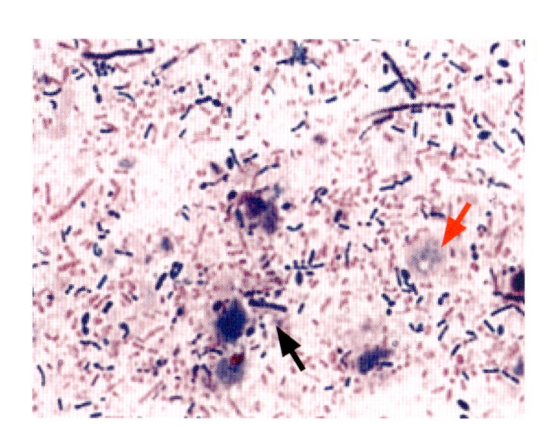

図13 便のグラム染色
白血球（→）とともにみられる大型のグラム陽性桿菌（→）
（琉球大学医学部附属病院検査部　仲宗根勇先生提供）

次の一手（病歴・身体所見・確定診断に必要な検査）

- 最近の抗菌薬投与歴がある患者の発熱や下痢をみたら，*Clostridium difficile* infection（CDI）を疑う
- 便を塗抹してグラム染色すると，白血球とともに大型のグラム陽性桿菌がみられる場合があり，早期診断に役立つ（図13）．実際には，芽胞はなかなかみられない
- 便中の*C. difficile*のglutamate dehydrogenase（GDH）抗原とトキシンA/Bを双方検出できるイムノクロマトグラフ法簡易診断キット（*C. DIFF* QUIK CHEK コンプリート等）は，30分で判定ができ，きわめて有用である
- 嫌気培養を併用することもある
- 偽膜はS状結腸から直腸に形成されるので，大腸内視鏡を行う場合は前処置をせず，同部位を迅速に観察すれば検査の侵襲は少ない

これだけは知っておきたい疾患の概要

- 偽膜性腸炎は，抗菌薬起因性腸炎の大部分を占めるCDIの約半数でみられる
- 乾燥に強い芽胞で環境が容易に汚染されやすいため，再発も多く，院内感染対策がきわめて重要である
- 中毒性巨大結腸症や多臓器不全をきたすBI/NAP1/027型の強毒 *C. difficile* 株が世界的に伝播している

治療の基本

- 可能な限り，原因となった抗菌薬を中止する
- 中止できない場合は，CDIの治療を併用する
- メトロニダゾールの内服が第一選択である．無効な場合や重症例では，バンコマイシンを内服する
- 麻痺性イレウスの場合は，イレウス管からの注入または注腸で抗菌薬を投与する

5章 消化器感染症の診断

3 食道の感染症
食道カンジダ症，サイトメガロウイルス食道炎，ヘルペスウイルス食道炎

金城　渚

症例1　食道カンジダ症

75歳男性．胃がんの化学療法中であった．
主訴は，嚥下時の違和感である．
上部消化管内視鏡像を示す（図1）．

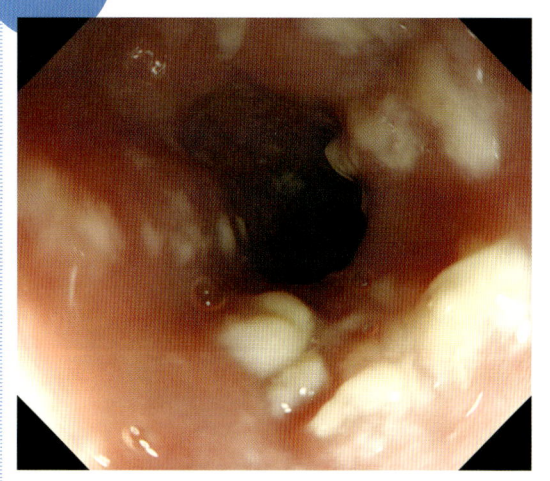

図1　食道カンジダ症（上部消化管内視鏡検査所見）
中部から下部食道に径1～2mm大の隆起した白苔を認め，水洗浄では剥離しない

で見た診断ポイント

- **食道カンジダ症**においては，**上部消化管内視鏡検査が最も重要な検査**となる
- 食道カンジダ症では口腔カンジダ症の合併を伴うことが比較的多く，口腔内の観察にも留意する
- 軽症例では，食道壁に小さな白点や白苔が少数付着する程度である
- 病状が進むと白苔は融合や縦走傾向を示す
- 重度となると食道壁全周が白苔で覆われ，白苔は厚みを増し，ときに食道狭窄をきたすこともある

次の一手（病歴・身体所見・確定診断に必要な検査）

- HIV感染者，臓器移植後，ステロイド長期服用，糖尿病，悪性腫瘍，がんの放射線化学療法など免疫機能低下状態がないか病歴の聴取が肝要である
- 症状は**胸痛，背部痛，嚥下時疼痛**が多く，食道狭窄を伴うケースでは嚥下困難を訴える
- 上部消化管内視鏡検査下での生検が有用である．病理で菌糸や胞子を確認し，培養で確定診断する

これだけは知っておきたい疾患の概要

- 内視鏡所見による重症度の判別はKodsi分類[1]（表1，図2）が有用である
- 白苔の大きさ，発赤，潰瘍，狭窄所見に従い軽症のGrade Iから 重度のGrade IVの4つに分類される

表1 食道カンジダ症の重症度分類（Kodsi分類）

Grade I	大きさ2mmまでの隆起した白苔が散在，発赤を伴うが浮腫や潰瘍は伴わない
Grade II	大きさ2mm以上の隆起した白苔を多数認め，発赤や浮腫を伴うが潰瘍は認めない
Grade III	融合，線状，結節状の隆起した白苔がみられ，発赤や潰瘍を伴う
Grade IV	Grade IIIの所見に加え，粘膜の脆弱性や時として内腔の狭窄を認める

（文献1より引用）

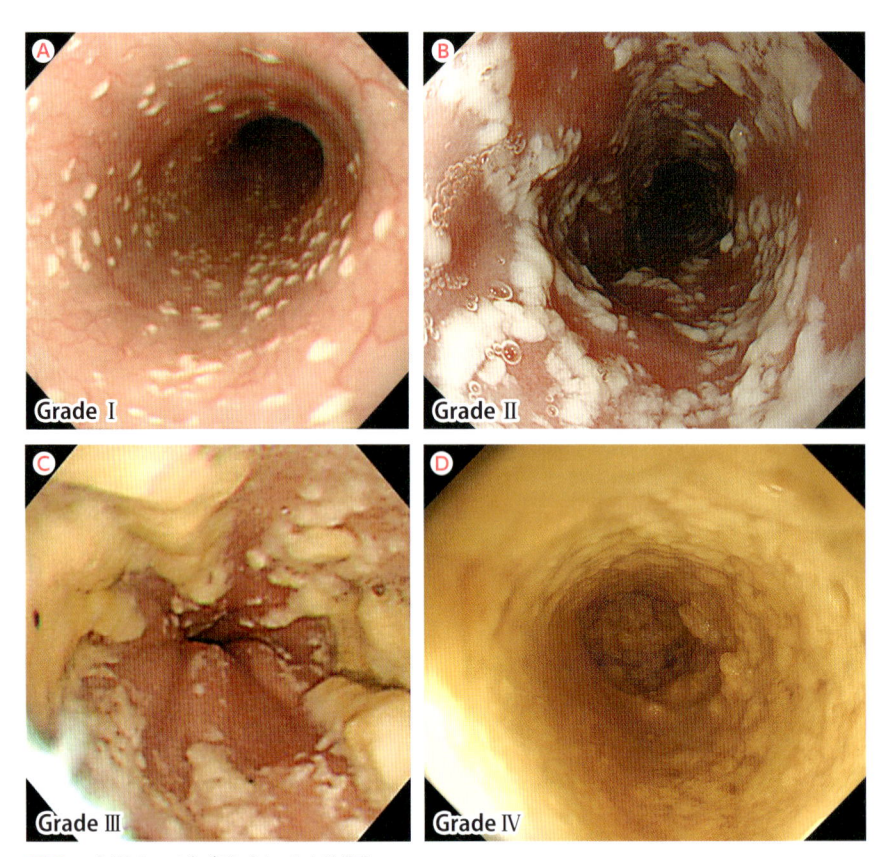

図2 食道カンジダ症（Kodsi分類）

A：Grade I；中部食道に1〜2mm大の小さな白苔の散在を認める
B：Grade II；中部食道に数mm大の白苔を多数認める
C：Grade III；下部食道に白苔が癒合し縦走傾向を認める
D：Grade IV；上部から中部食道の全周にわたり厚い白苔が覆っている．肛門側は狭小化している

治療の基本

- 重症度に応じて内服もしくは全身投与となる

【処方例】
アムホテリシンBシロップ（ファンギゾン®）1回100 mg　1日2〜4回
イトラコナゾール内服液（イトリゾール®）1回200 mg　1日1回
フルコナゾール（ジフルカン®）1回100〜200 mg　1日1回　経口または点滴静注
ミカファンギン（ファンガード®）1回100〜150 mg　1日1回　点滴静注

症例2　サイトメガロウイルス食道炎

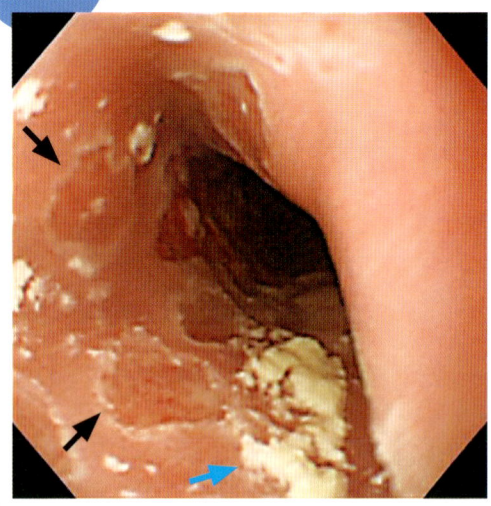

32歳女性．炎症性腸疾患でステロイドを長期服用していた．
主訴は，1週間前から持続する前胸部痛，食欲低下である．

図3　食道カンジダ症とサイトメガロウイルスとの混合感染
6時方向にはカンジダを疑う白苔の付着を認め（→），左側には打ち抜き様の多発性びらんを認める（→）

症例3　ヘルペスウイルス食道炎

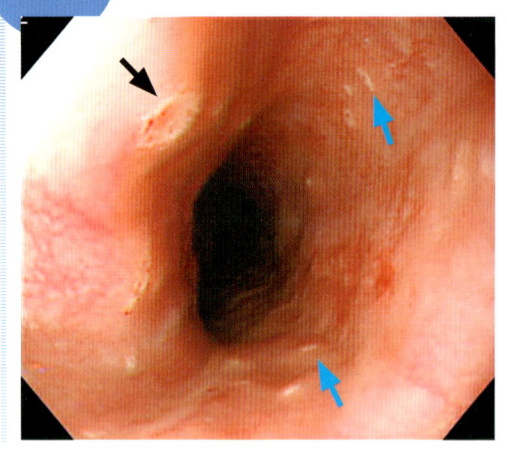

30歳男性．炎症性腸疾患で加療中．10日前より咽頭痛，発熱を認め次第に食事摂取も困難となった．

図4　ヘルペスウイルス食道炎
上部食道には白色調の辺縁隆起を認める浅い陥凹（10時方向→）と散在性に水疱様病変（2時，5時方向→）をみる

👀で見た診断ポイント

- **サイトメガロウイルス（cytomegalovirus：CMV）食道炎**では，ウイルスが粘膜下層まで侵入するため，典型例では**打ち抜き様の深い潰瘍**を呈する（図3）
- **ヘルペスウイルス（herpes simplex virus：HSV）**の食道感染初期像はヘルペスウイルス感染時の皮疹と似る．辺縁が隆起し中央に浅いびらん潰瘍を伴う病変が飛び石状に多発する（図4）．進行すると潰瘍が融合する

次の一手（病歴・身体所見・確定診断に必要な検査）

- CMVを疑う場合には，潰瘍底から複数個の生検を行う
- 病理組織において，CMV典型例では感染した細胞の核内でウイルスが増殖し「フクロウの目（owl's eye）」と表現される核内封入体を有する巨細胞を上皮下の粘膜固有層内にみる．扁平上皮内にはみられない
- HSV感染の証明には，感染した扁平上皮の生検が必須であり潰瘍辺縁から複数個の生検を行う
- HSV感染の病理組織像では，扁平上皮細胞の風船様腫大，多核細胞化，周囲にhaloを伴う核内封入体をみるCowdry A型細胞，すりガラス状の核内封入体が核全体を占めるfull型細胞の出現を特徴とする
- 各ウイルスの免疫染色も有効な診断法である

これだけは知っておきたい疾患の概要

- 食道感染症ではカンジダが最も多いが，ときにCMV，HSVとの混合感染もある
- CMV食道炎，HSV食道炎は食道カンジダ症と同様に免疫機能が低下している状態で発症することが多い

治療の基本

- CMVに対してはガンシクロビル（デノシン®）を5 mg/kg 12時間おきに1時間以上かけ14日間，点滴静注
- HSVに対してはアシクロビル（ゾビラックス®）を5 mg/kg　1日3回　1時間以上かけ7日間，点滴静注

文　献

1) Kodsi BE, et al：*Candida esophagitis*: a prospective study of 27 cases. Gastroenterology, 71：715-719, 1976

5章 消化器感染症の診断

4 腸の感染症①
腸結核，腸管MAC症

岸本一人

症例1　腸結核

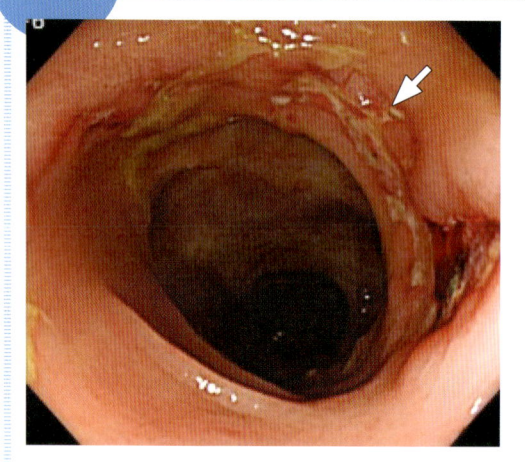

図1　上行結腸の輪状潰瘍（⇨）

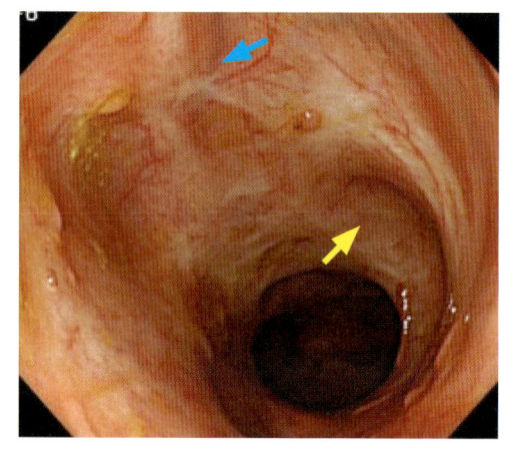

図2　上行結腸の萎縮瘢痕帯（→），偽憩室（⇨）

72歳男性．
主訴は腹痛．下部消化管内視鏡検査で，上行結腸に輪状潰瘍（図1），萎縮瘢痕帯や偽憩室形成（図2）を認めた．

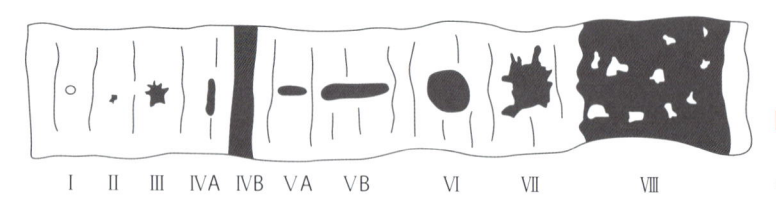

図3　活動性腸結核病変の肉眼分類（黒丸分類）
I　II　III　IVA　IVB　VA　VB　VI　VII　VIII
（文献1より引用）

👀で見た診断ポイント

- 活動性腸結核では，**多彩な形態**の潰瘍（図3）が認められる
- 典型例では，回腸から右側結腸にかけて，**輪状潰瘍**（図1⇨），**帯状潰瘍**，**萎縮瘢痕帯**（図2→），**偽憩室**（図2⇨），上行結腸の短縮などを認める
- 非典型例では，**アフタ**（図4）や**不整形潰瘍**（図5）のみを呈する場合もあり，クローン病（Crohn病）やNSAIDs起因性腸症などとの鑑別を要する

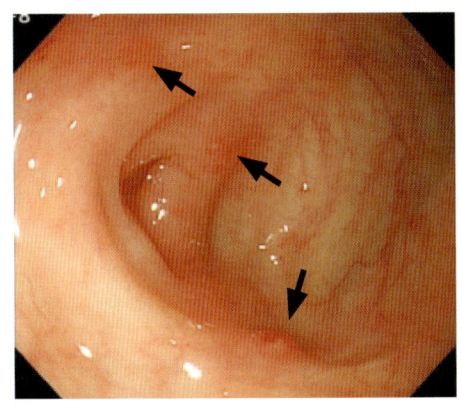

図4 盲腸にみられたアフタ（→，黒丸Ⅰ型）

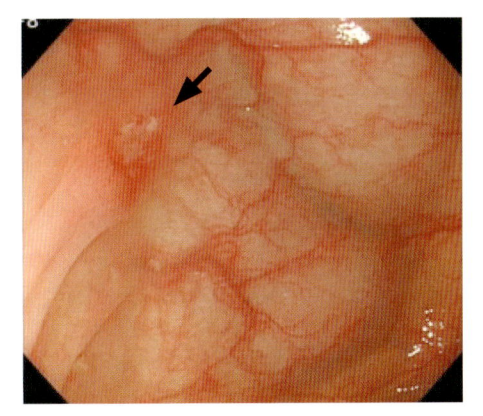

図5 上行結腸にみられた不整形小潰瘍（→，黒丸Ⅲ型）

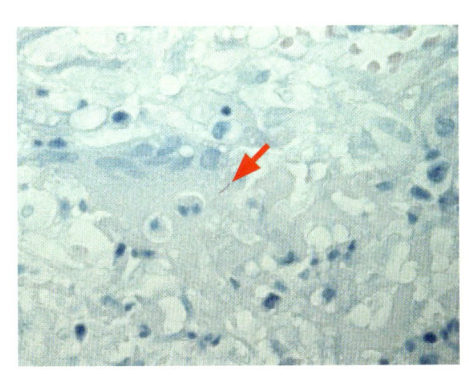

図6 チール・ネルゼン（Ziehl-Neelsen）染色で染色された結核菌

次の一手（病歴・身体所見・確定診断に必要な検査）

- ① 病理組織での結核菌（図6）や乾酪性類上皮細胞肉芽種の証明，② 組織培養による結核菌の証明，③ 組織PCRによる結核菌特異的ゲノムの証明によって診断する[2]
- 上記検査の感度は必ずしも高くないため，下部消化管内視鏡の所見から治療を行い，所見の改善により診断する場合もある[2]
- ツベルクリン反応，インターフェロン-γ遊離試験（interferon-gamma release assay：IGRA）も補助診断に有用である

これだけは知っておきたい疾患の概要

- 結核菌 *Mycobacterium tuberculosis* の感染による腸管の慢性感染症である
- 活動性肺結核や陳旧性肺結核を伴わない，原発性腸結核例も少なくない
- 症状は腹痛や下痢，血便などだが，軽度の場合は無症状の場合もある

治療の基本

- 活動性の腸結核では，肺結核に準じてリファンピシン，イソニアジド，ピラジナミドにストレプトマイシン（またはエタンブトール）を加えた4剤で2カ月間治療後，リファンピシン，イソニアジドの2剤またはこれらにエタンブトールを加えた3剤で4カ月間治療を行う

症例2　腸管MAC症

29歳男性.
主訴は心窩部痛, 発熱.
上部消化管内視鏡検査で, 十二指腸下行脚にびまん性に白色調の絨毛を認めた（図7）.

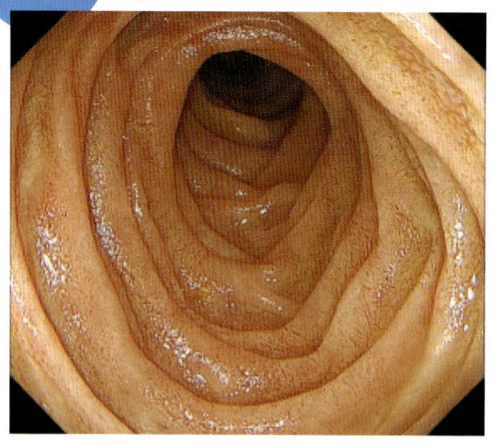

図7　十二指腸のびまん性の白色調絨毛

目で見た診断ポイント

- 上部消化管内視鏡検査で, 十二指腸下行脚を中心に, **びまん性の白色調の絨毛や黄白色調の小結節, 潰瘍**などが認められ, **非結核性抗酸菌症**を示唆する[3]
- 内視鏡所見の似通うWhipple病, 糞線虫症, アミロイドーシスなどとの鑑別が必要である
- 大腸に黄色調の扁平小隆起を認めることもある

次の一手（病歴・身体所見・確定診断に必要な検査）

- 病理組織で上皮下にMAC（*Mycobacterium avium–intracellulare* complex）を含み好酸性の細胞質を有するマクロファージの集簇と, それに伴う絨毛の腫大がみられる
- 病理組織のZiehl-Neelsen染色で, マクロファージの細胞質内に多数の抗酸菌がみられる（図8）
- 診断は, 内視鏡下の生検による組織の培養, PCR法による

これだけは知っておきたい疾患の概要

- *Mycobacterium avium*と*Mycobacterium intracellulare*の2種は通常の臨床検査では区別がつかないため, 両者を合わせてMAC（*M. avium–intracellulare* complex）と呼ぶ
- 本邦の非結核性抗酸菌症の原因の大半（70〜80％）を, MACが占めている
- 腸管MAC症は, 進行したAIDS症例で播種性MAC感染症の部分症として認められる
- 消化器症状および全身症状として, 下痢や発熱, 体重減少, 腹痛などを呈する
- 消化管では十二指腸が好発部位で, その他直腸などに所見がみられることが多い[3]

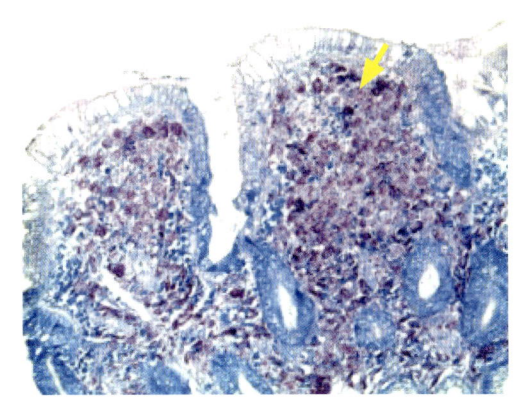

図8 十二指腸病理組織像（Ziehl-Neelsen染色）
粘膜固有層に集塊を形成するマクロファージの細胞質に多数の抗酸菌がみられる（⇨）

治療の基本

- HIV感染例では抗HIV薬によるART（antiretroviral therapy，抗レトロウイルス療法）が必須である
- MAC症に対しては，クラリスロマイシン，エタンブトール，リファブチンの3剤併用
- 結核と異なり，ヒトからヒトへは感染しないため，患者の隔離は不要
- 治療後の再発もしばしばみられるため，定期的な観察が必要である

文 献

1) 「腸結核症の病理 結核新書 第12集」（黒丸五郎/著），医学書院，1952
2) 飯田三雄：結核の今日的問題 診断の実際 腸結核・結核性腹膜炎．月刊臨床と研究，73：1730-1735，1996
3) Sun HY, et al：Endoscopic appearance of GI mycobacteriosis caused by the *Mycobacterium avium* complex in a patient with AIDS: case report and review. Gastrointest Endosc, 61：775-779, 2005

5章 消化器感染症の診断

5 腸の感染症②
サイトメガロウイルス腸炎

金城　徹

症例1 十二指腸潰瘍を呈するサイトメガロウイルス腸炎（図1，2）

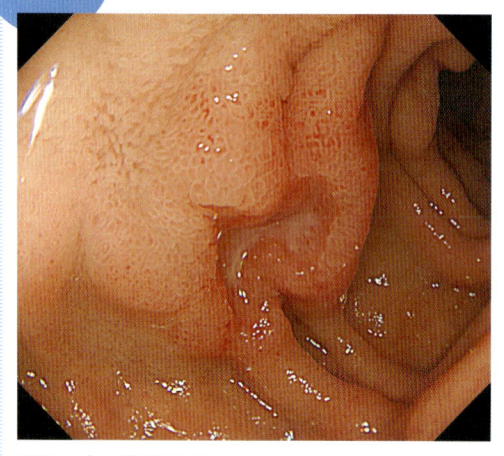

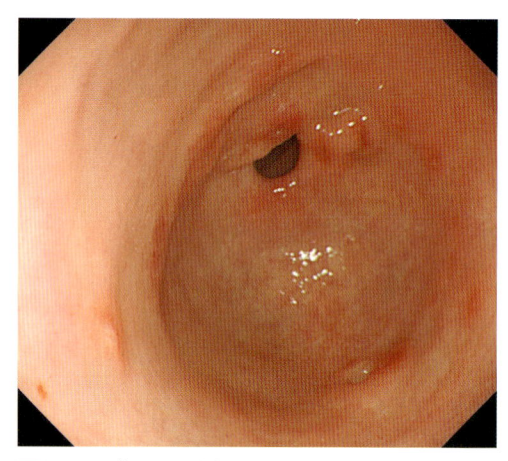

図1 十二指腸潰瘍
不整形潰瘍がみられる

図2 胃びらん・発赤

50代男性．
主訴：黒色便．
既往歴：生体腎臓移植後でタクロリムス内服中．
NSAIDs内服歴なし．*Helicobacter pylori*抗体陰性．
上部消化管内視鏡検査を行い，十二指腸下行脚に不整形潰瘍（図1）と胃前庭部に散在するびらん（図2）を認める．

目で見た診断ポイント

- サイトメガロウイルス（cytomegalovirus：CMV）腸炎に伴う潰瘍は辺縁がシャープな**打ち抜き潰瘍（punched out ulcer）**の場合や**不整形潰瘍（地図状潰瘍）**を呈することもあるが，深い潰瘍の場合は**穿孔**をきたすこともある
- 他にもびらんやアフタといった多彩な所見を呈する
- 胃病変の好発部位としては**胃角部から前庭部に分布**する傾向がある[1]

次の一手（病歴・身体所見・確定診断に必要な検査）

- ステロイドや免疫抑制薬の使用患者，悪性腫瘍に対する化学療法中の患者，HIV感染症などの免疫不全患者はCMV関連潰瘍のハイリスクである．特に後天性免疫不全症候群（AIDS）患者では，CD4リンパ球数200/μL以下の場合は要注意である[2]
- 確定診断のために潰瘍底からの組織生検を行い，CMVを核内に封入した核内封入体や巨細胞（p113掲載，図5），酵素抗体法によるCMV抗原の証明，PCR法または in situ hybridization法による組織中のCMV-DNAの証明が必要である[3]
- 消化性潰瘍やNSAIDs潰瘍も鑑別としてあげられるが，制酸薬で改善しない難治性十二指腸潰瘍の場合はCMV感染症（CMV disease）をまず第一に鑑別としてあげること
- 本症例は制酸薬に抵抗性で，生検組織の免疫染色でCMV陽性細胞を認めた

これだけは知っておきたい疾患の概要

- CMVは垂直感染や水平感染により幼少期までにほとんどの人が不顕性感染しており，免疫機能が低下した場合にCMVが再活性化を起こし，肺や肝臓，網膜，消化管などに臓器障害を引き起こす
- CMV腸炎の定義は，「悪心，嘔吐，腹痛，下血，下痢などの消化器症状を呈し，消化管内視鏡検査にて発赤，びらん，潰瘍を認め，病変部より採取された生検組織中に病理組織学的あるいは免疫組織学的にCMV感染が証明されること」とされている[4]
- CMV腸炎の潰瘍形成機序は，血管内皮細胞でCMVが活性化増殖し，炎症細胞と血管内皮の巨細胞化により血管内腔が狭小化し，粘膜に虚血性変化を生じるとされている[5]
- CMV感染の診断として，血漿PCR法，モノクローナル抗体（C7-HRP，C10/11）を用いて核内のCMV抗原（p65抗原）を認識するCMV antigenemia（抗原血症）法，CMV IgMあるいはペア血清によるIgG抗体の有意な上昇を確認するなどの方法がある
- CMVによる網膜病変や消化管病変の場合，antigenemiaの陽性率が低く，陰性であるからといってCMV diseaseは否定できない

治療の基本

- 細胞性免疫低下をきたす薬剤を使用している場合，薬剤の減量や休薬も考慮する
- CMVのDNAポリメラーゼを阻害しウイルスの増殖を抑制するガンシクロビル（デノシン®）が用いられる．初期投与量は5 mg/kg/回を1日2回の14日間点滴静注を行う．副作用として骨髄抑制や不可逆的な男性不妊があるので十分説明をしたうえで使用する
- ホスカルネット（ホスカビル®）はAIDS患者のCMV網膜炎や造血幹細胞移植患者におけるCMV血症およびCMV感染症にのみ保険適用があり，ガンシクロビル耐性に効果がある．初期療法として90 mg/kgを12時間ごと，もしくは60 mg/kgを8時間ごとの2～3週間点滴静注が勧められている

症例2　小腸潰瘍を呈するサイトメガロウイルス腸炎（図3, 4）

図3　小腸カプセル内視鏡
出血を伴う不整形潰瘍（➡）

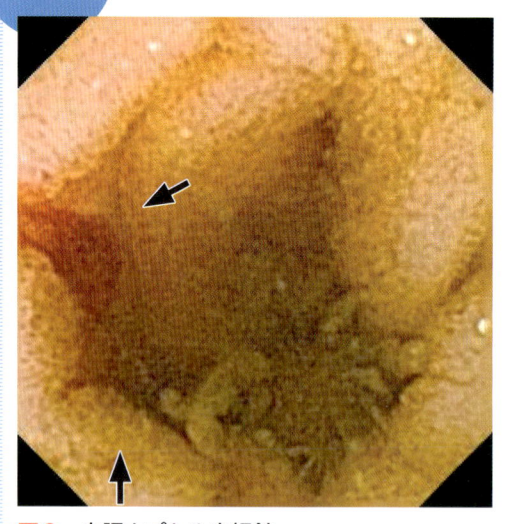

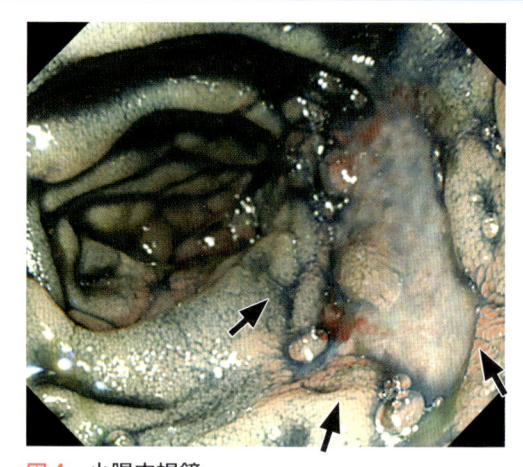

図4　小腸内視鏡
地図状潰瘍（➡）を認める

60代男性.
主訴：血便，ふらつき，発熱.
既往歴：重症筋無力症に対してステロイド20 mg/日とシクロスポリン175 mg/日内服中.
小腸カプセル内視鏡で空腸に出血を伴う不整形潰瘍を認める（図3）.
経口的シングルバルーン小腸内視鏡にて空腸に地図状潰瘍を認める（図4，インジゴカルミン撒布後）.

👀で見た診断ポイント

- 小腸に不整形潰瘍を認めた場合は，**CMV腸炎**以外に血管炎やクローン病（Crohn病），非特異的小腸潰瘍も考慮する

✋次の一手（病歴・身体所見・確定診断に必要な検査）

- 本症例の場合，ステロイドと免疫抑制薬を使用しており，来院時のCMV antigenemiaは119/全視野であった
- 小腸内視鏡検査で潰瘍底からの生検にて核内封入体を認め，CMV免疫染色で陽性細胞を多数認めた（図5, 6）

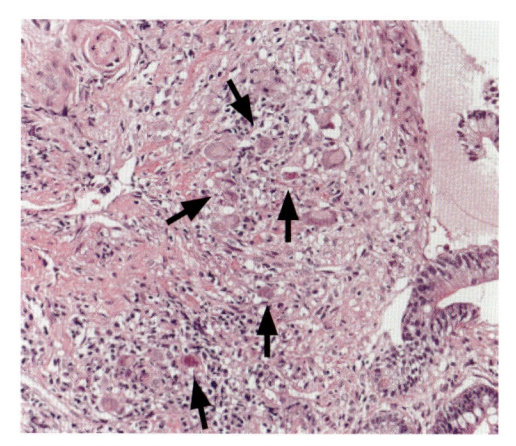

図5　核内封入体（→）と巨細胞

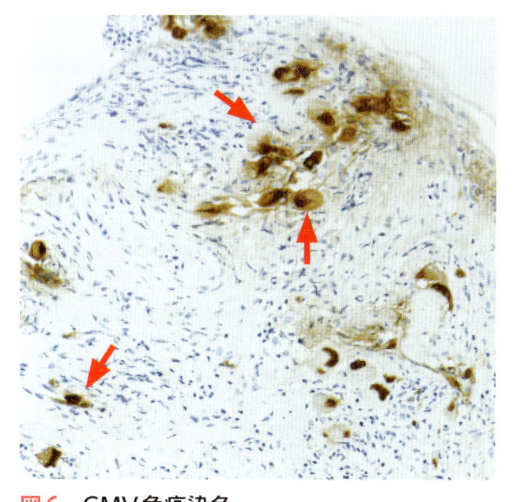

図6　CMV免疫染色
CMV陽性細胞（→）を多数認めた

これだけは知っておきたい疾患の概要

- CMV腸炎を呈している場合，**CMV antigenemiaが陰性であっても，網膜炎や肺炎，肝炎の有無といった全身スクリーニングはしておくべき**である

治療の基本

- 本症例はCMV腸炎に対して絶食，ガンシクロビルの投与を行ったが，保存的治療では改善せず，小腸部分切除術が施行された．手術検体ではCMV陽性細胞をほとんど認めなかった．ステロイドによる潰瘍治癒の遅延が原因で保存的治療が奏効しなかったと思われる．術後はステロイドと免疫抑制薬を減量し，CMV腸炎の再発は認めていない

症例3　潰瘍性大腸炎に併発するサイトメガロウイルス腸炎（図7, 8）

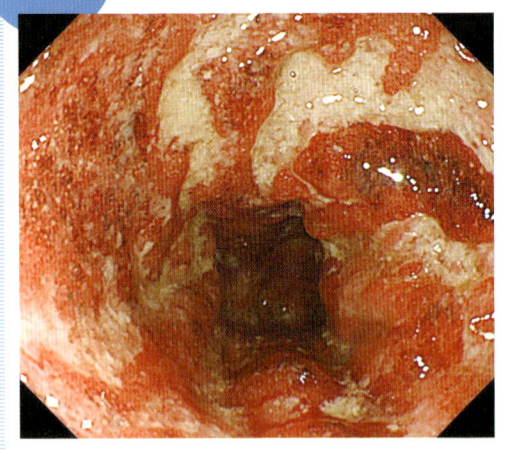

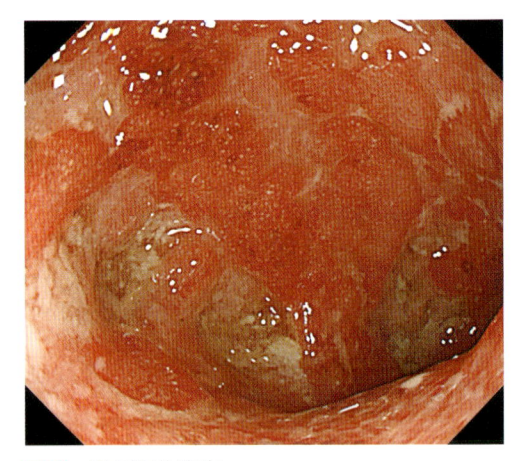

図7　地図状潰瘍

図8　打ち抜き潰瘍

60代男性．
主訴：血便，下痢．
現病歴：15年来の左側結腸炎型の潰瘍性大腸炎患者で，症状増悪に対してステロイド大量静注（プレドニゾロン 60 mg/日）を開始し，改善したため漸減したところ，25 mg/日の時点で症状再燃．
下部消化管内視鏡にて直腸に地図状潰瘍や打ち抜き潰瘍を認める．

で見た診断ポイント

- 不整形潰瘍や周囲の潰瘍より**一段深い打ち抜き潰瘍を認める**ため，潰瘍性大腸炎に併発する**CMV 腸炎**が疑われる

次の一手（病歴・身体所見・確定診断に必要な検査）

- 潰瘍性大腸炎においては，最初のステロイド治療に効果を認めたが，ステロイドを漸減した場合に症状が再燃するステロイド依存性という病態があり，CMVが関与していることがあるため，鑑別疾患としては念頭においておく
- 基本的には潰瘍からの生検にて核内封入体や免疫染色にてCMV陽性細胞を確認する．必ずしも病理組織で確認できないことがあるため，生検組織のPCRやCMV antigenemiaも補助診断の参考になる

これだけは知っておきたい疾患の概要

- 潰瘍性大腸炎におけるCMVの病態は既存の潰瘍にCMVが二次的に感染するとされ，特に炎症部位で産生されるTNF-αがCMV再活性化に関与しているといわれている

治療の基本

- 当院では組織生検でCMV感染を証明しうる所見を認めた場合はガンシクロビルの投与を行っている
- 一方，文献的にはCMVの再活性化はステロイドと炎症部位の残存が関与しているため，まず潰瘍性大腸炎の治療の強化として白血球除去療法やタクロリムス，抗TNF-α抗体製剤を導入し，できるだけすみやかにステロイドを漸減していき，それでも反応しない場合は，抗ウイルス薬の投与も検討する[6]

文献

1) 長嶋雄一，他：サイトメガロウィルス感染症．胃と腸，37：399-403, 2002
2) 大川清孝：サイトメガロウイルス腸炎．「感染性腸炎A to Z」（大川清孝，清水誠治/編），pp154-159, 医学書院, 2012
3) Goodgame RW：Gastrointestinal cytomegalovirus disease. Ann Intern Med, 119：924-935, 1993
4) Jang EY, et al：Diagnostic performance of the cytomegalovirus (CMV) antigenemia assay in patients with CMV gastrointestinal disease. Clin Infect Dis, 48：e121-e124, 2009
5) Iwasaki T：Alimentary tract lesion in cytomegalovirus infection. Acta Pathol Jpn, 37：549-565, 1987
6) 丸山悠里子，他：IBDと腸管感染症（*Clostridium difficile*, cytomegalovirus）．IBD Research, 6：202-206, 2012

5章　消化器感染症の診断

6　肝臓の感染症
肝膿瘍，肝アメーバ

前城達次

症例1　細菌性肝膿瘍

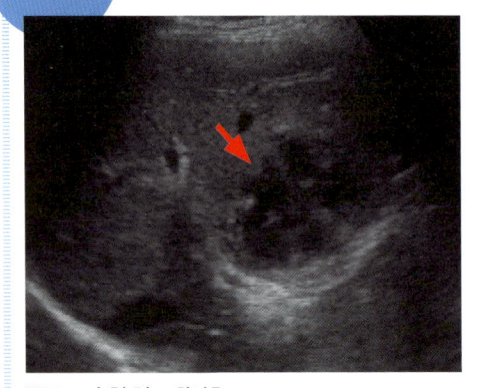

図1　来院時の腹部エコー
S4/5に内部がcysticな腫瘤を認める（→）

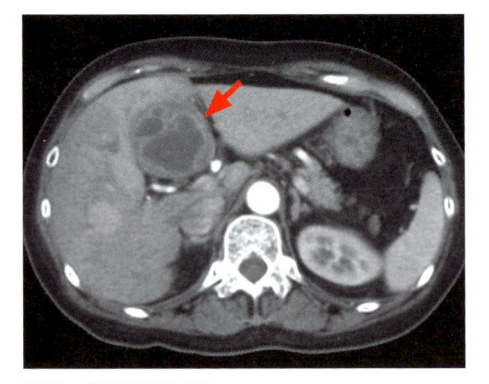

図2　腹部造影CT
S4/5に辺縁が軽度造影効果のある，内部が囊胞状の腫瘤を認める（→）

53歳女性．主訴は発熱，食欲低下，右季肋部痛．
来院時の腹部エコー検査（図1）および腹部造影CT検査所見（図2）を示す．

症例2　細菌性肝膿瘍

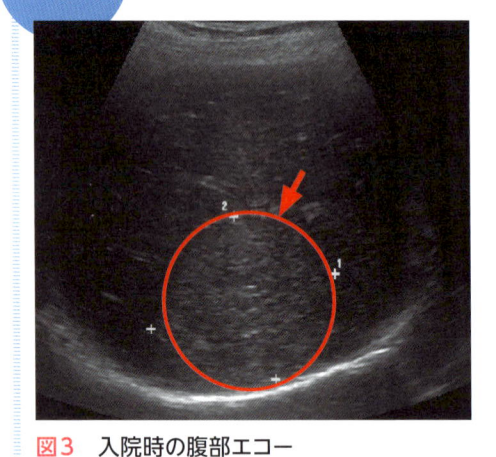

図3　入院時の腹部エコー
入院当初はisoechoicからhyperechicな腫瘤とし描出された（→）

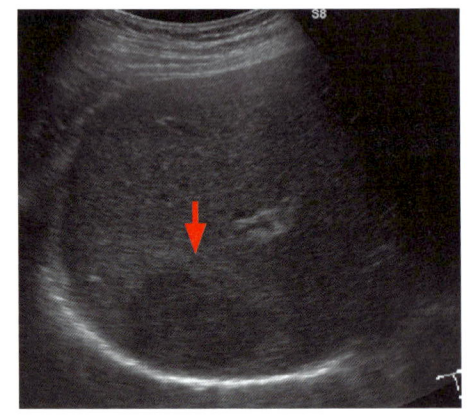

図4　入院5日目の腹部エコー
時間経過とともにhypoからcysticな腫瘤として描出されるようになってきた（→）

73歳男性．主訴は発熱．
入院時の腹部エコー検査（図3），入院5日目の腹部エコー検査の所見（図4）を示す．

症例3　細菌性肝膿瘍

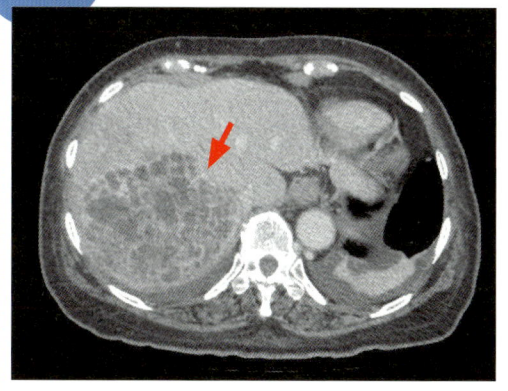

図5　入院時腹部造影CT
内部がlow densityで多胞性の腫瘤が描出された（→）

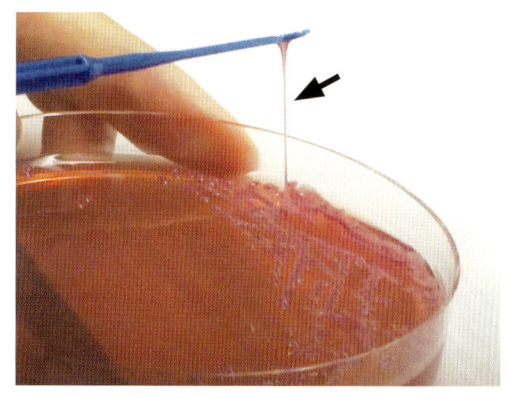

図6　string sign
シャーレ上の膿を白金耳で持ち上げると5mm以上の粘液糸を認める（→）

> 73歳女性．主訴は発熱．
> 入院時腹部造影CT検査所見（図5）および血液から培養された*Klebsiella pneumoniae*のコロニー（string sign，図6）を示す．

症例4　アメーバ性肝膿瘍

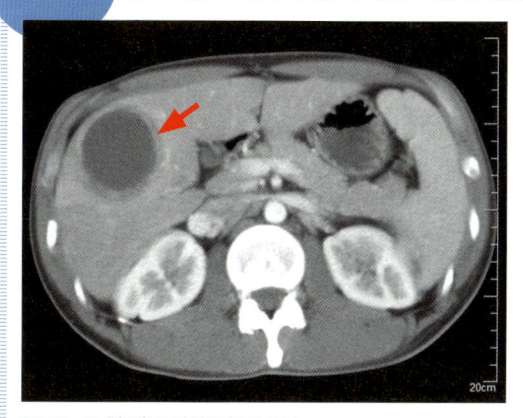

図7　入院時の腹部造影CT
辺縁が明瞭で比較的整（→）

> 31歳男性．主訴は発熱．
> 入院時の腹部造影CT検査所見（図7）を示す．

で見た診断ポイント

- 症例1ではS4/5に低エコー（図1），造影CTにて，辺縁が軽度造影効果のある，内部が囊胞状の腫瘤を認める（図2）．症例3では比較的大きく辺縁が不整な肝膿瘍，かつ内部が多胞性に描出される（図5）．**細菌性膿瘍**の場合には辺縁が不整・不明瞭な場合がある．一方症例4のように**アメーバ性肝膿瘍**の場合には辺縁が整で充実性，内部が囊胞状な場合が多い（図7）
- 一般的にアメーバ性肝膿瘍の場合にはガリウムシンチグラフィにてcold spot（図8）として描出される場合が多いことも鑑別に有用となる
- 肝膿瘍のエコー画像は同じ病変でも，その時々によってさまざまな所見を呈する．経時的にみるとsolid pattern（図3），mixed pattern，cystic pattern（図4）として認識される

次の一手（病歴・身体所見・確定診断に必要な検査）

- 肝膿瘍の診断には現病歴，身体所見，画像所見に加えて穿刺検体の性状や培養結果などを用いて行われる
- 身体所見上，腹痛や悪心，嘔吐，食欲低下，全身倦怠感，体重減少などさまざまな症状を呈するが，発熱のみで受診する場合もある．したがって不明熱の原因として鑑別すべきである
- 画像所見で細菌性肝膿瘍とアメーバ性肝膿瘍の鑑別が困難な症例もある．その場合，穿刺を行い膿瘍の性状（アメーバ性肝膿瘍の場合にはアンチョビーソース様）を確認することも鑑別に有用である．加えてアメーバ性肝膿瘍の場合には細菌性肝膿瘍と違い，ドレナージの必要はなく，使用する抗菌薬も異なるため両者を鑑別しなければならない

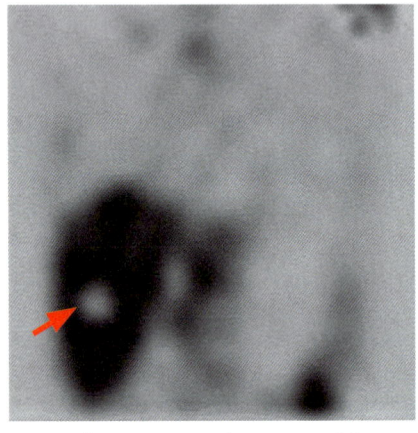

図8　ガリウムシンチグラフィ：cold spot（→）
肝臓全体にガリウムの集積を認めるが，右葉に集積の認めない部分がみられる

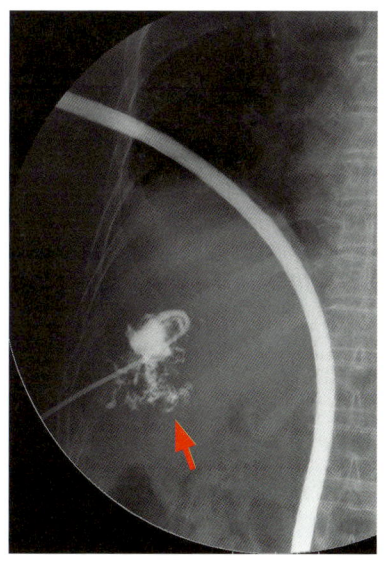

図9　経皮的肝腫瘍ドレナージ治療時のX線透視画像（症例2）
経皮的肝腫瘍ドレナージ術時の膿をある程度吸引し，膿瘍腔を造影（→）

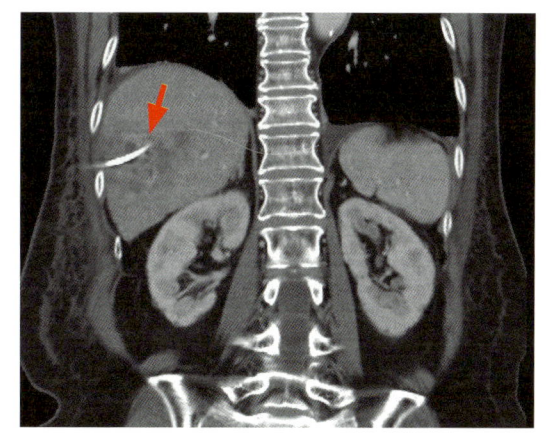

図10　経皮的肝腫瘍ドレナージ造影CT検査画像（症例2）
ドレナージチューブ留置（→）後で膿瘍のサイズが縮小傾向を示している

これだけは知っておきたい疾患の概要

- 上述のようにドレナージの必要性や抗菌薬の違いなどから，肝膿瘍の診断がついたら細菌性とアメーバ性を鑑別すべきである
- 肝膿瘍の原因として肝腫瘍，胆道系の感染や腫瘍，大腸腫瘍，その他があげられる．したがって肝膿瘍の診断がつけば，その基礎疾患や感染ルートを究明することが重要である
- 肝膿瘍の起因菌で最も多いのが*K. pneumoniae*である．このなかでムコイドタイプ（遺伝子検査は通常は難しいがコロニーのstring sign（図6）にて判別可能の場合には中枢神経組織や眼内，その他の臓器への播種の危険性が高まる．眼内炎は失明の危険性もあるため，眼科診察は必ず必要となる
- 症例1～2の起因菌は大腸菌，症例3は*K. pneumoniae*，症例4はアメーバである

治療の基本

- ドレナージ（図9, 10）と抗菌薬投与が基本であるが，アメーバ性肝膿瘍の場合にはドレナージは必要ない
- 多胞性（図5），多発性，高粘稠度の膿瘍，経皮的ドレナージ無効例などは外科的ドレナージを検討する
- 起因菌が*K. pneumoniae*であれば，他臓器への播種，特に眼内炎には要注意

文　献

1) Fang CT, et al：*Klebsiella pneumoniae* genotype K1: an emerging pathogen that causes septic ocular or central nervous system complications from pyogenic liver abscess. Clin Infect Dis, 45：284-293, 2007
2) Fung CP, et al：A global emerging disease of *Klebsiella pneumoniae* liver abscess: is serotype K1 an important factor for complicated endophthalmitis? Gut, 50：420-424, 2002
3) Fang CT, et al：A novel virulence gene in *Klebsiella pneumoniae* strains causing primary liver abscess and septic metastatic complications. J Exp Med, 199：697-705, 2004

5章 消化器感染症の診断

7 Whipple病

外間　昭

症例　Whipple病

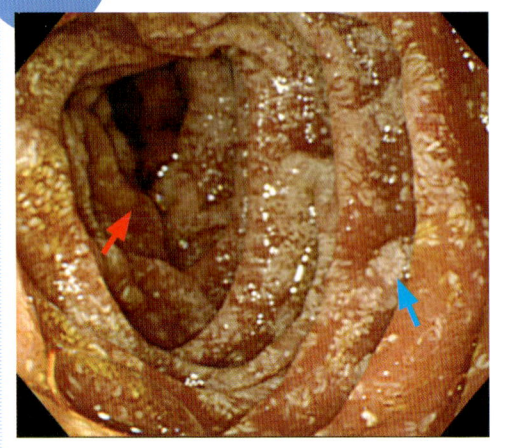

図1　十二指腸にみられたびまん性の浮腫（→）と白色絨毛（→）

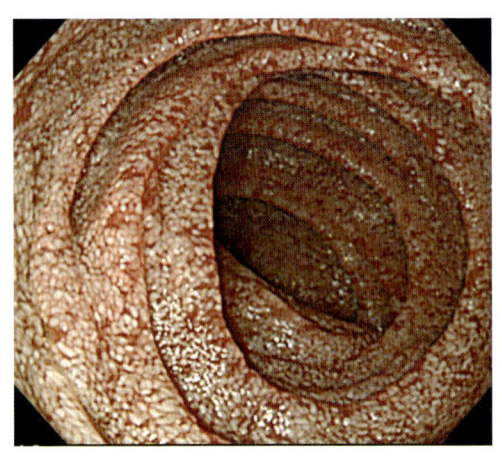

図2　空腸にみられた，びっしりとびまん性に広がる白色絨毛

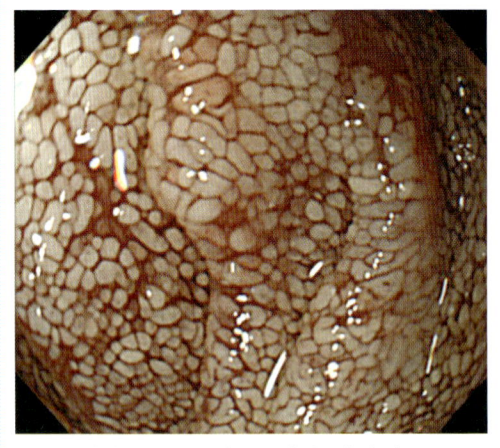

図3　近接すると腫大した白色絨毛がみられる（空腸）

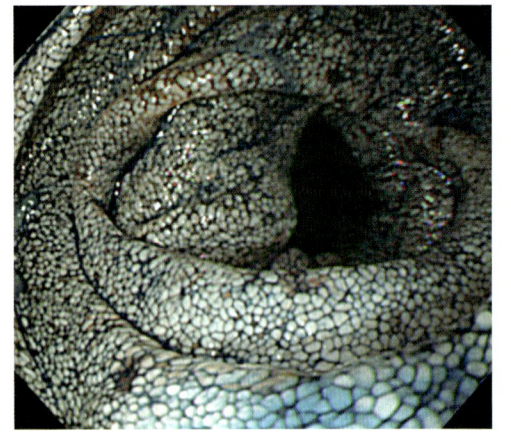

図4　インジゴカルミン色素撒布により強調された，空腸にみられた白色絨毛

51歳男性．
主訴は，食思不振，水様性下痢，体重減少．
上部消化管内視鏡検査（図1）とシングルバルーン式小腸内視鏡検査（図2～4）の所見である．

で見た診断ポイント

- 十二指腸～小腸に，びまん性の膨化した白色絨毛を認めた場合は，**Whipple病**を疑う

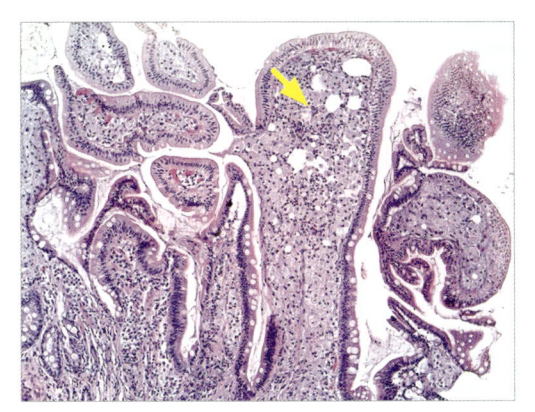

図5 十二指腸病変の生検病理組織学的所見（HE染色）
HE：hematoxylin-eosin
（文献2より転載）

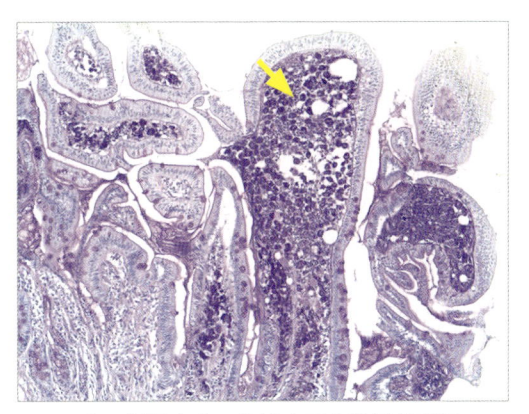

図6 十二指腸病変の生検病理組織学的所見（PAS染色）
PAS：periodic acid-schiff
（文献2より転載）

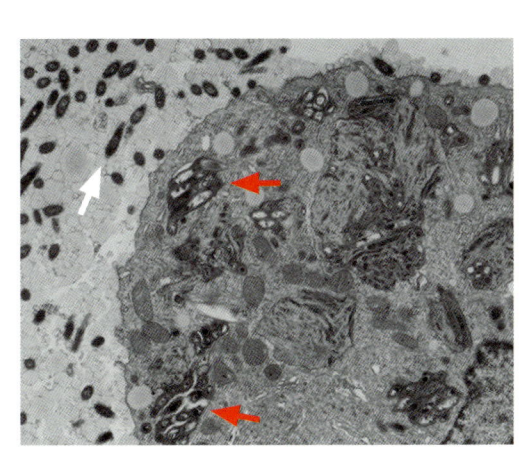

図7 十二指腸病変の電子顕微鏡所見

次の一手（病歴・身体所見・確定診断に必要な検査）

- Whipple病では頻度の高い順に，体重減少，脂肪便，下痢，関節痛，リンパ節腫脹がみられる．中枢神経系に感染すると，核上性眼外筋麻痺，認知症，記憶障害がみられる
- 十二指腸〜小腸の白色絨毛を呈する鑑別疾患に，腸管リンパ管拡張症，糞線虫症（60歳以上の沖縄県や南西諸島出身者），AIDSに合併する *Mycobacterium avium* complex感染症があがる
- 生検では，絨毛は粘膜固有層に泡沫マクロファージが充満して腫大しており（図5⇨），PAS染色で強陽性を呈する（図6⇨）
- ホルマリン液に回収しない生検検体を電子顕微鏡で見ると，マクロファージのファゴゾーム内に取り込まれた種々の分解段階の菌体成分（図7➡）とマクロファージ外の多数の感染菌体（図7⇨）がみられる
- ホルマリン液に回収しない生検検体を後述の検査委託機関に送って菌DNAのPCR検査を行い，確定診断する

これだけは知っておきたい疾患の概要

- **Whipple病**は，グラム陽性桿菌*Tropheryma whipplei*によって起こるきわめて稀な全身感染症である．本邦では，約20例の報告しかない[1,2]
- 小腸への感染により広範な吸収障害とタンパク漏出を呈する
- 本菌の培養がきわめて困難なため，確定診断は難しい．フランス地中海大学のDidier Raoult教授が，本菌の培養，菌DNAのPCR検査と病理組織の免疫染色を行う世界唯一の検査委託機関を運営している．英語による電子メールで，検査の問い合わせが可能である[2,3]

治療の基本

初期治療は，セフトリアキソン注を1回2g，1日1回，点滴静注で2週間投与する．維持療法は，ST合剤（バクタ®配合錠）を1回2錠，1日2回，少なくとも1年間経口投与する．

文 献

1) Yogi T, et al：Whipple's disease: the first Japanese case diagnosed by electron microscopy and polymerase chain reaction. Intern Med, 43：566-570, 2004
2) 外間 昭，他：Whipple病．「別冊日本臨牀　新領域別症候群シリーズ　No.26　神経症候群（第2版）I―その他の神経疾患を含めて―」，843-846，日本臨牀社，2013
3) Edouard S, et al：The rise of *Tropheryma whipplei*: a 12-year retrospective study of PCR diagnoses in our reference center. J Clin Microbiol, 50：3917-3920, 2012

5章 消化器感染症の診断

8 胆道感染症
急性胆管炎, 急性胆嚢炎

髙木 亮

症例1　急性胆管炎

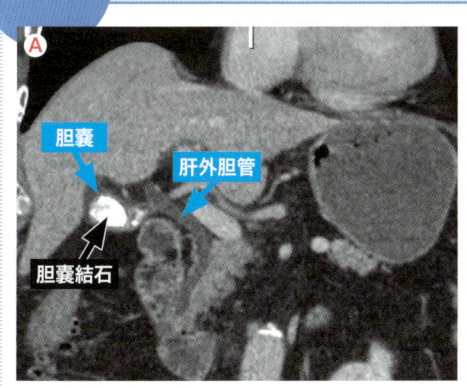

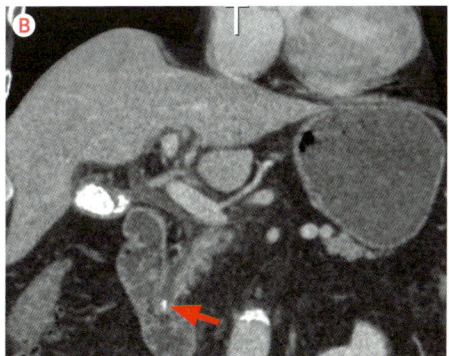

図1　腹部造影CT冠状断
下部胆管に高吸収域を認め（→），総胆管結石と考える

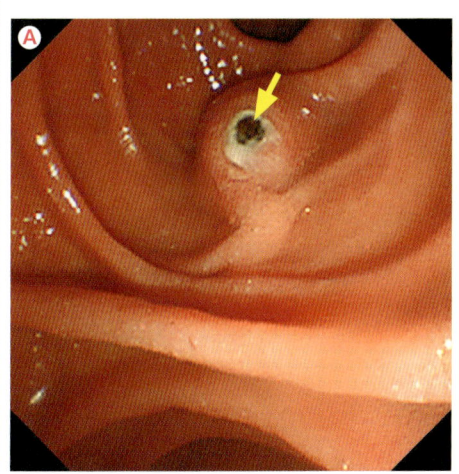

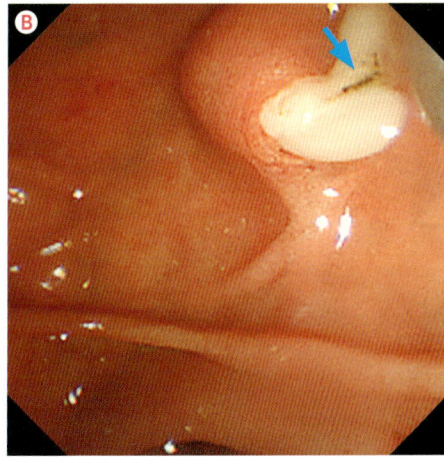

図2　ERCP内視鏡画像
十二指腸主乳頭の胆管開口部に結石の陥頓（→）と白色膿性胆汁の流出（→）を認める

65歳男性.
主訴：発熱.
現病歴：3日前より微熱あり. 本日, 寒気を伴う高熱が出現し受診.
バイタルサイン：血圧137/69 mmHg, 脈拍97/分, 体温40.1℃, SpO$_2$ 98％（room air）
身体所見：眼球結膜に黄染あり. 腹部は平坦, 軟, 圧痛なし.
血液検査所見：WBC 11,900/μL, Hb 14.8 g/dL, PLT 11.3万/μL, CRP 9.23 mg/dL, BUN 15 mg/dL, Cre 0.84 mg/dL, T-bil 6.7 mg/dL, AST 210 IU/L, ALT 313 IU/L, ALP 359 IU/L, γ-GTP 608 IU/L, Amy 67 IU/L.
画像所見：造影CT（図1），ERCP（endoscopic retrograde cholangiopancreatography, 内視鏡的逆行性膵胆管造影, 図2）の画像を供覧.

👀で見た診断ポイント

- CTにて胆嚢結石を認め，下部胆管にも胆嚢結石と同様の**高吸収を示す総胆管結石**（胆嚢からの落下結石，図1➡）を認める
- 急性胆管炎では，腹部エコー，造影CTにて，胆管拡張（図3）や，胆汁うっ滞の原因となる**胆管結石，胆管狭窄（良性・悪性）**などの所見を検索し，診断の手がかりとする
- CTでは，純コレステロール結石などカルシウム成分の乏しい胆石は描出されないため，胆石の存在を否定できない
- 本症例ではERCP内視鏡画像にて，十二指腸主乳頭の胆管開口部に結石の陥頓と**白色膿性胆汁**（図4，5）の流出を認めた（図2）．**胆管炎**の状態を肉眼的に確認しえた
- 感染胆汁は白色膿性以外にも，**暗緑色混濁**（図6）や**血性混濁**（図7）を呈する場合がある．正常の胆管内胆汁はやや粘稠で透明な黄褐色〜淡黄色（図8）．

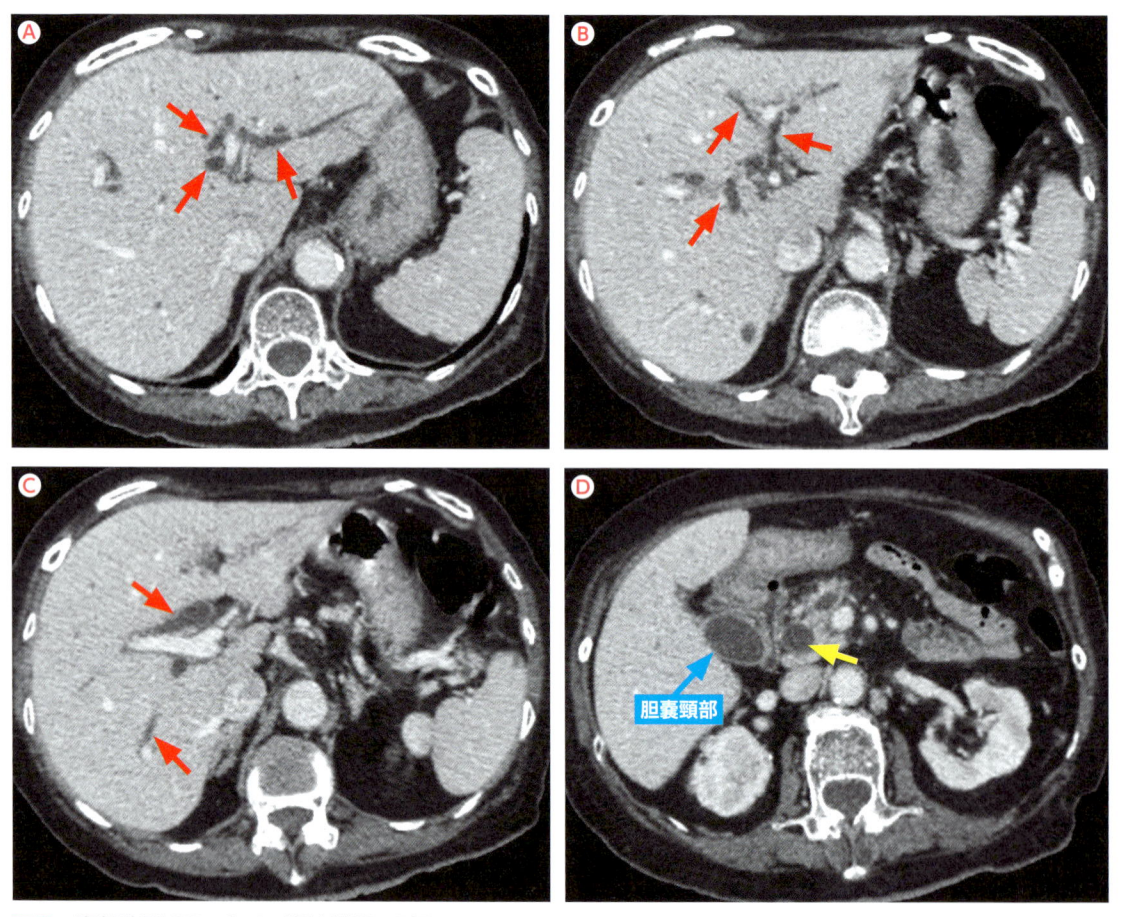

図3　腹部造影CTにおける胆管拡張の所見
肝内胆管拡張（➡）と肝外胆管拡張（⇨）を認める

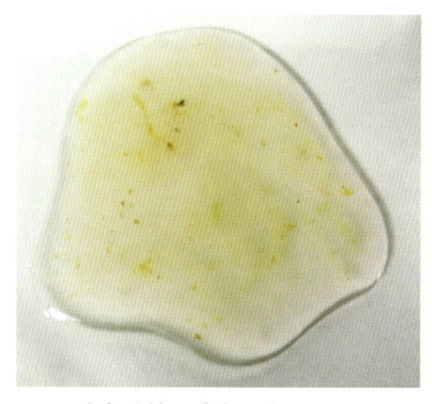

図4　白色膿性の感染胆汁
細菌感染により白色調の膿とdebrisが胆汁中に含まれる

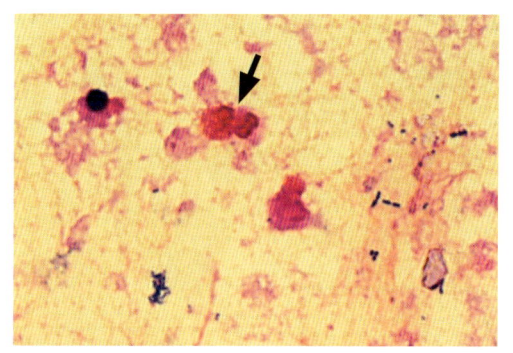

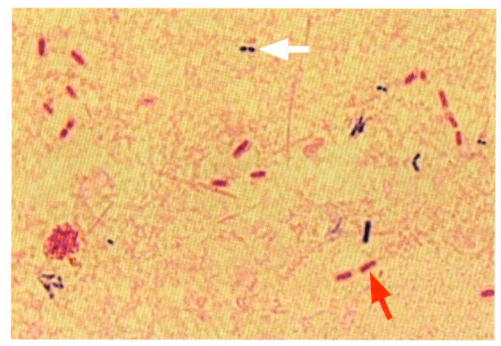

図5　白色膿性胆汁のグラム染色
多核球（→），グラム陰性桿菌（→），グラム陽性球菌（⇨）を多数認める

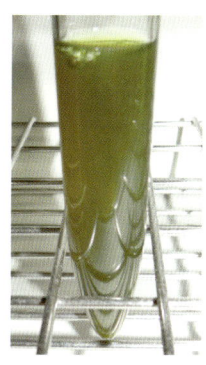

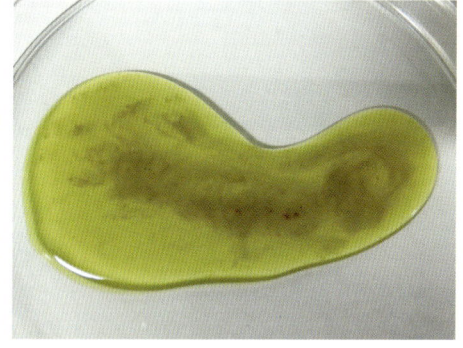

図6　暗緑色混濁の感染胆汁
胆汁のうっ滞や感染により，胆汁中のビリルビンが酸化され，緑色に変化する

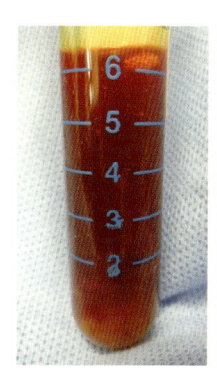

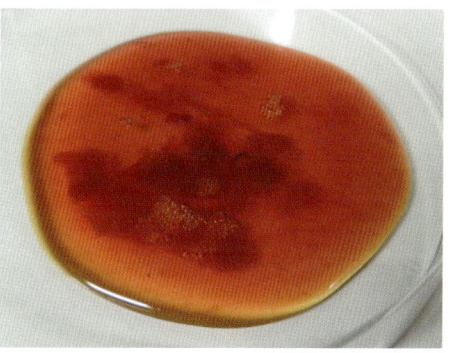

図7　血性混濁の感染胆汁
悪性腫瘍などからの出血により血性となる

5章　消化器感染症

125

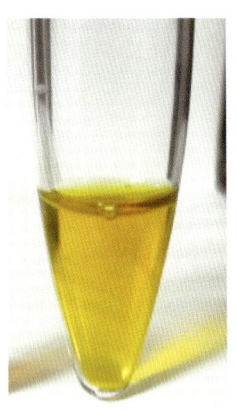

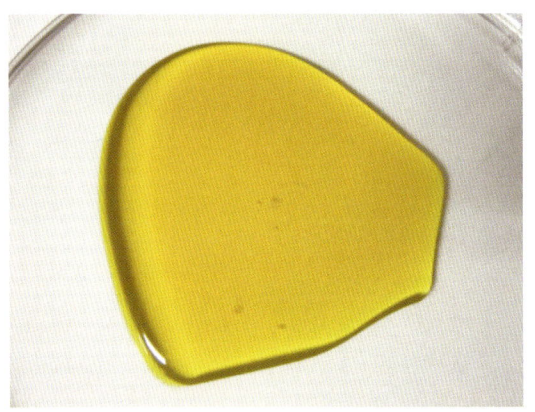

図8　正常な胆管内胆汁
やや粘稠で透明な黄褐色～淡黄色

✋ 次の一手（病歴・身体所見・確定診断に必要な検査）

- 急性胆管炎の疑診・確診例に対しては，直ちに，血液培養検査を行い，抗菌薬投与，絶食，輸液，疼痛コントロールなどの初期治療を開始する
- 内視鏡的胆管ドレナージ〔ENBD（endoscopic nasobiliary drainage），EBD（endoscopic biliary drainage，プラスチックステント）など〕を行う
- 感染胆汁を採取して細菌培養検査に提出する

❗ これだけは知っておきたい疾患の概要

- 急性胆管炎は，胆管閉塞による胆汁のうっ滞，細菌感染により発症する
- 病歴，身体所見，血液検査所見から急性胆管炎を疑った際は，腹部エコー，CT（可能な限り腹部ダイナミック撮影）を行う
- 起因菌は腸内細菌群が多く，複数菌の感染もありうる．近年，嫌気性菌や耐性菌の感染の頻度が増加している
- 胆道内圧の上昇により胆汁中の細菌やエンドトキシンが容易に血中へ移行（cholangio-venous reflux）するため，敗血症や播種性血管内凝固症候群（disseminated intravascular coagulation：DIC）などを合併し，臓器障害をきたす可能性があり，注意が必要

💧 治療の基本

① 胆管ドレナージ（内視鏡的，経皮経肝的，外科的など）を基本とする
② 抗菌薬投与は，重症度や各地域・施設の感受性パターンなどを考慮し，可及的すみやかにエンピリックに開始する．細菌培養検査（血液・胆汁）の結果を参考にして抗菌薬を変更する
③ 臓器障害をきたす可能性があるため，全身状態，バイタルサイン，血液検査所見などを厳重にフォローし，必要があれば臓器サポートを行う

症例2　急性胆嚢炎

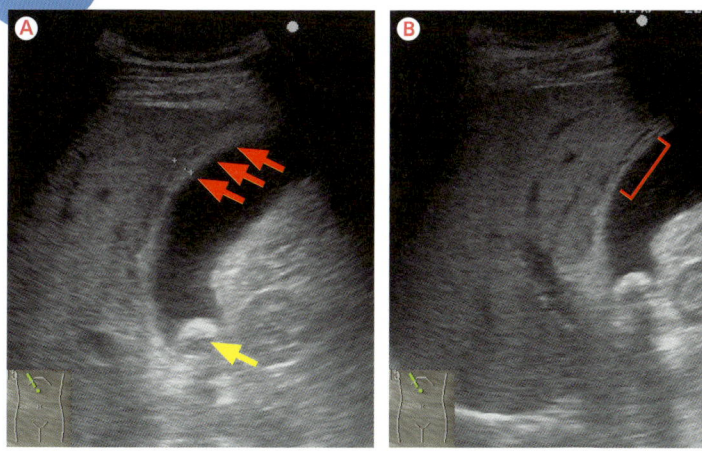

図9　腹部エコー像
胆嚢頸部への結石陥頓（⇨），胆嚢壁肥厚（→），胆嚢壁 sonolucent layer（高エコーに肥厚した壁内部の低エコー層，⌐⌐）を認める

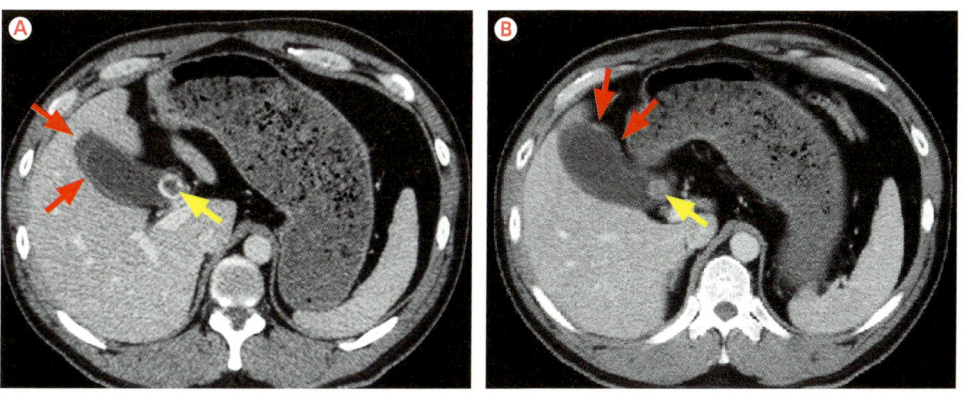

図10　腹部造影CT画像
胆嚢頸部への結石陥頓（⇨），胆嚢壁の浮腫状肥厚（→）を認める

43歳男性．
主訴：右季肋部痛．
現病歴：前日より右季肋部痛が出現．本日，夕食後に疼痛が増悪し受診．
バイタルサイン：血圧150/72 mmHg, 脈拍94/分，体温38.1℃, SpO_2 98%（room air）．
身体所見：右季肋部に圧痛あり．筋性防御・反跳痛なし．Murphy徴候（Murphy's sign）陽性．
血液検査所見：WBC 10,700/μL, Hb 16.0 g/dL, PLT 17.7万/μL, CRP 21.1 mg/dL,
　　　　　　　BUN 11 mg/dL, Cre 1.08 mg/dL, T-bil 2.0 mg/dL, AST 15 IU/L,
　　　　　　　ALT 29 IU/L, ALP 211 IU/L, γ-GTP 41 IU/L, Amy 37 IU/L.
画像所見：腹部エコー（図9），造影CT（図10）の画像を供覧．

👀で見た診断ポイント

- 腹部エコーにて胆嚢頸部に**陥頓した結石**（図9A⇨），**胆嚢壁肥厚**（図9A➡），**胆嚢壁 sonolucent layer**（高エコーに肥厚した壁内部の低エコー層，図9B）を認める
- 急性胆嚢炎に特徴的な腹部エコー所見として，他に，**胆嚢腫大**，**デブリエコー**，**sonographic Murphy's sign**，**ガス像**，**胆嚢周囲の液体貯留**などがあげられる
- 造影CTでも胆嚢頸部に陥頓した結石（図10⇨）と，胆嚢壁の浮腫状肥厚（図10➡）を認める
- 急性胆嚢炎に特徴的なCT所見として，他に，**胆嚢腫大**，**漿膜下浮腫**，**胆嚢粘膜濃染**，**胆嚢周囲肝実質濃染（動脈相）**，胆嚢壁濃染部の**不整**あるいは**断裂**，**胆嚢周囲の液体貯留**，**胆嚢周囲膿瘍**，**胆嚢内ガス像**などがあげられる
- PTGBD（percutaneous transhepatic gallbladder drainage，経皮経肝胆嚢ドレナージ）では淡血性茶褐色混濁の**感染胆汁**が吸引される（図11）．このように**急性胆嚢炎**の状態を肉眼的に確認できることが多い
- 胆嚢では胆管内胆汁の水分・電解質が吸収され，5〜10倍に濃縮されるため，正常の胆嚢内胆汁は粘稠で混濁のない暗褐色をしているが，急性胆嚢炎では炎症や細菌感染が加わり，**血液**，**膿**，**debris**などが混在する

✋次の一手（病歴・身体所見・確定診断に必要な検査）

- 胆嚢炎の疑診・確診例に対しては，直ちに，抗菌薬投与，絶食，輸液，疼痛コントロールなどの初期治療を開始する
- 菌血症・敗血症を疑う例では，抗菌薬投与開始前に血液培養検査を行う
- 感染胆汁を採取して細菌培養検査に提出する

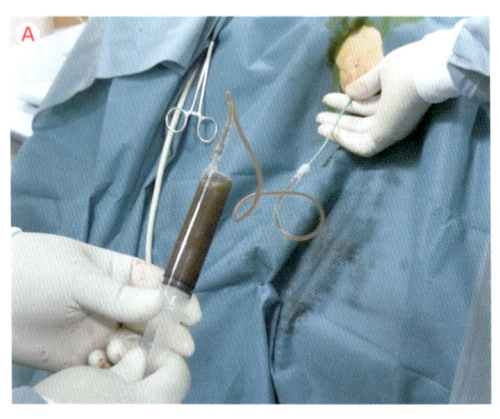

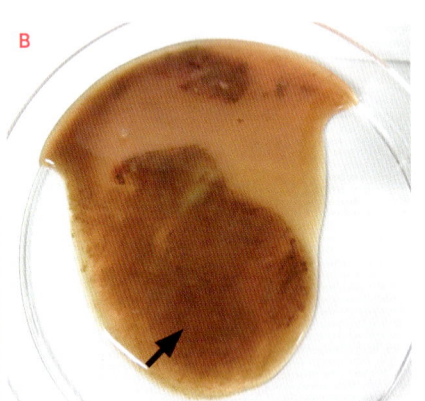

図11 PTGBDにより吸引された感染胆汁
淡血性茶褐色混濁であり，debrisの混入（➡）を認める

これだけは知っておきたい疾患の概要

- **急性胆嚢炎**は，胆嚢管閉塞（原因の90〜95％が胆嚢結石）による胆汁のうっ滞，胆嚢粘膜障害，炎症性メディエーター活性化により発症し，細菌感染により重症化する
- 病歴，身体所見，血液検査所見から急性胆嚢炎を疑った際は，腹部エコー，CT（可能な限り腹部ダイナミック撮影）を行う
- 起因菌は腸内細菌群が多く，複数菌の感染がありうる．近年，嫌気性菌や耐性菌の感染の頻度が増加している
- 急性胆嚢炎では，胆汁培養と血液培養の陽性率が急性胆管炎と比較して低い傾向にあるが，壊疽性胆嚢炎，胆嚢穿孔，気腫性胆嚢炎，胆嚢捻転症では，腹腔内膿瘍，腹膜炎，敗血症などを合併して急激に臓器障害をきたす可能性があるため注意が必要

治療の基本

① 急性胆嚢炎は原則として胆嚢摘出術の適応である
② 早期/緊急手術以外（待機的手術，手術回避）を選択した症例では，胆嚢ドレナージ〔経皮経肝的（図11），内視鏡的など〕を検討する
③ 抗菌薬投与は，重症度や各地域・施設の感受性パターンなどを考慮し，可及的すみやかにエンピリックに開始する．細菌培養検査（血液・胆汁）の結果を参考にして抗菌薬を変更する
④ 臓器障害をきたす可能性があるため，全身状態，バイタルサイン，血液検査所見などを厳重にフォローし，必要があれば臓器サポートを行う

文 献

1) 「急性胆管炎・胆嚢炎診療ガイドライン2013」（急性胆管炎・胆嚢炎診療ガイドライン改訂出版委員会/編），医学図書出版，2013

5章 消化器感染症の診断

9 結核性腹膜炎

星野訓一

症例 結核性腹膜炎

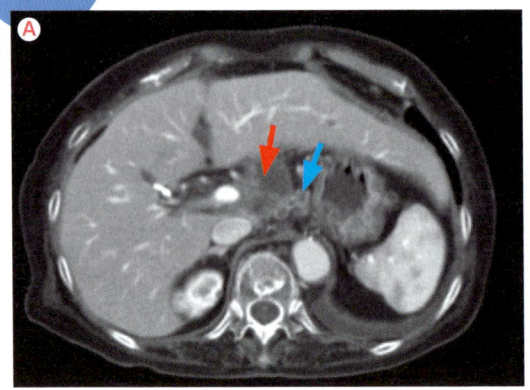

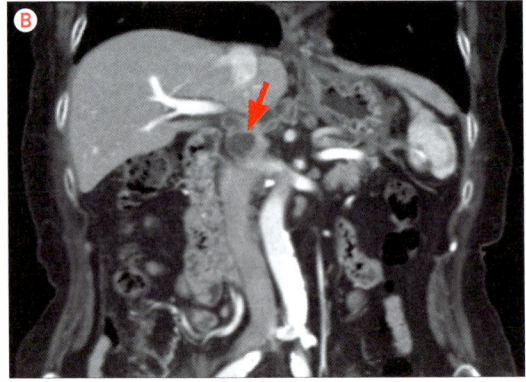

図1 腹部造影CT
A：腹部造影CT水平断．膵頭部近傍（→）および胃周囲リンパ節腫大（→）を認める
B：腹部造影CT冠状断．膵頭部近傍に腫大したリンパ節を認める（→）

74歳女性．主訴は腹痛，食思不振，体重減少．来院時の腹部造影CT所見である．膵頭部近傍および胃周囲のリンパ節腫大を認める（図1A，B）．
他のスライスでは，傍大動脈周囲リンパ節腫大および回盲部壁肥厚所見（図2→）も認める．腹水は認めない．

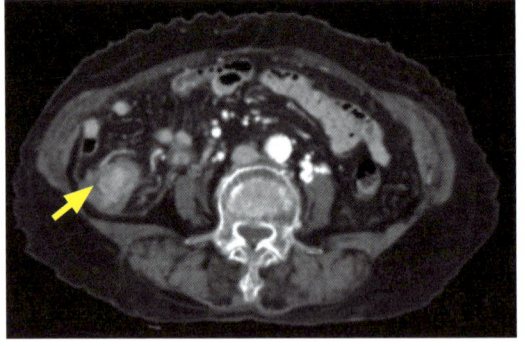

図2 腹部造影CT水平断
回盲部壁肥厚所見，傍大動脈周囲リンパ節腫大を認める

目で見た診断ポイント

- 腹水，腹腔内リンパ節腫大の鑑別として悪性腫瘍，悪性リンパ腫，サルコイドーシスなどに加えて**結核性腹膜炎**があげられる
- 結核性腹膜炎では腹部エコー・CTで**リンパ節腫大に加えて腹水や腸間膜・大網・腸管壁などの肥厚**を認めることがある（図3A，B）
- 肺結核を伴わない症例もあり，胸部単純X線写真で異常所見を認めなくとも鑑別にあげる必要がある

次の一手（病歴・身体所見・確定診断に必要な検査）

- 腹部膨満感，発熱，腹痛，食欲不振，体重減少など非特異的な症状を呈することが多い
- 上記の非特異的な腹部症状をみたら結核罹患歴・治療歴，結核患者との接触歴等を聴取する
- 診断には結核菌（*Mycobacterium tuberculosis*）の検出あるいは乾酪性類上皮肉芽腫の組織学的な確認が重要である
- ツベルクリン皮内反応，インターフェロン-γ遊離試験（interferon-gamma release assay：IGRA）での結核菌感染評価を行う
- 喀痰，胃液，腸液，腹水等で抗酸菌塗抹・培養・PCR検査などの評価を行う．腹水中adenosine deaminase（ADA）活性上昇は補助的診断に有用とされる
- 胸腹部単純X線，腹部エコー，胸腹部CT，上部・下部消化管内視鏡検査等で悪性腫瘍など他疾患の除外を行いつつ結核感染症の評価を行う（図4A，B，図5）
- 腹腔鏡および開腹手術所見では腹膜の癒着，均一な白色小結節が多発性に認められることが特徴である（図6A，B，図7）．腹腔鏡下腹膜生検は診断精度が高く確定診断に有用である（図8）

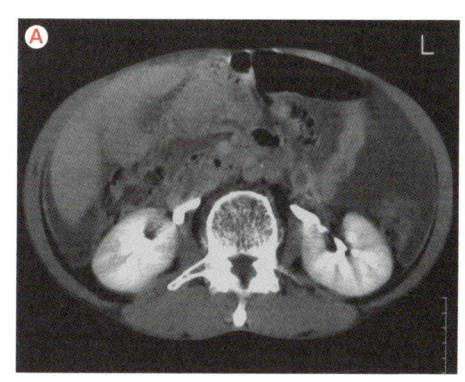

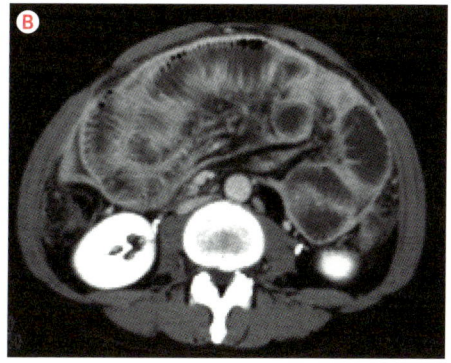

図3　結核性腹膜炎症例
A：55歳男性．腹部造影CTでは多量の腹水を認める
B：46歳男性．腹部造影CTでは腹水は認めず，腸間膜肥厚，腸管壁肥厚，腸管拡張所見を認める

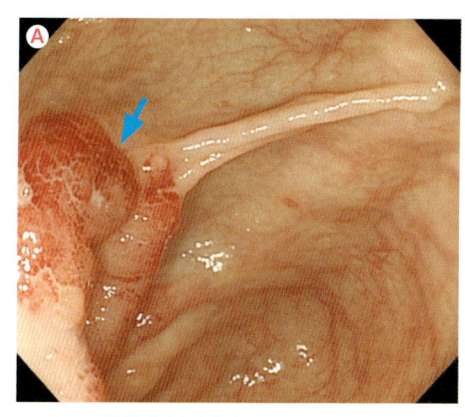

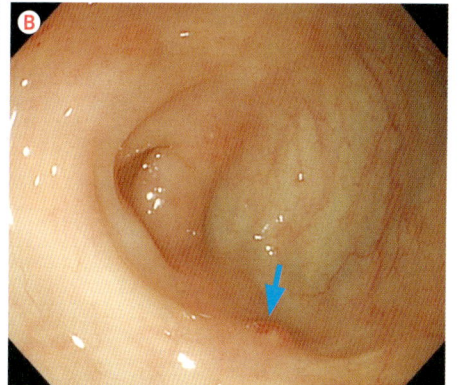

図4　下部消化管内視鏡所見
A：バウヒン弁に腫脹，発赤あり腸結核を疑う所見を認める（→）
B：回盲部（虫垂開口部近傍）にびらんを認める（→）
（冒頭と同一症例）

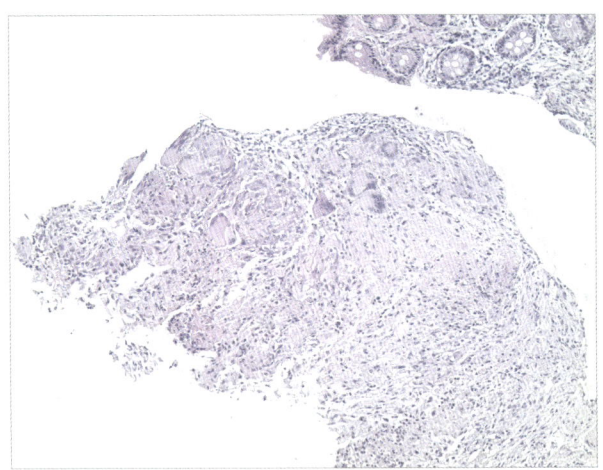

図5 回盲部の病理所見
回盲部びらんからの生検では多核巨細胞を伴う肉芽腫性変化を認める（HE染色：hematoxylin-eosin staining, ×100, 図4と同一症例）

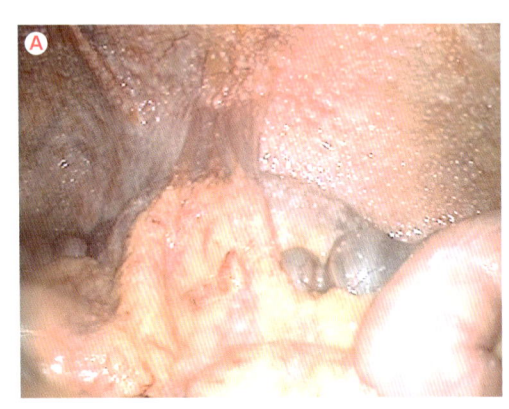

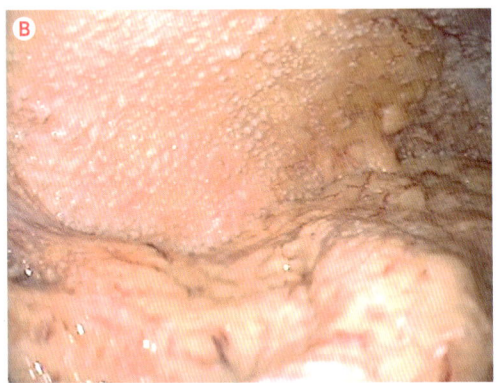

図6 腹腔鏡所見
腹部臓器の癒着や腹膜への白色小結節付着を多数認める（冒頭と同一症例）

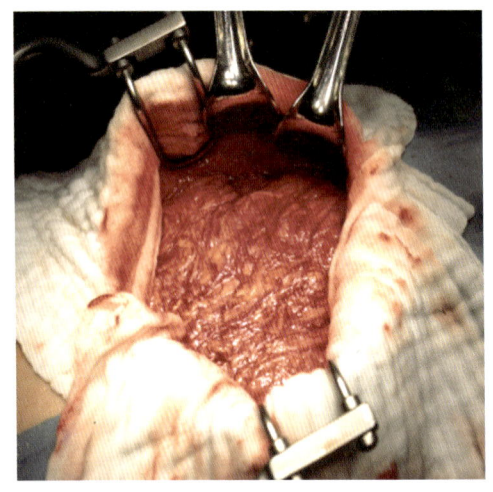

図7 開腹手術所見
46歳男性．腹腔内には白色小結節が散見される（図3Bと同一症例）

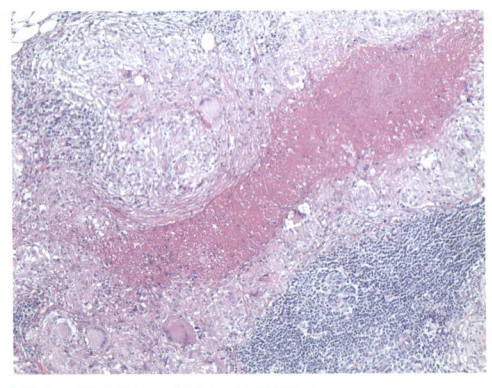

図8 腹部リンパ節の病理所見
腹部リンパ節には乾酪壊死を伴う類上皮細胞肉芽組織，Langhans巨細胞を認める（HE染色，×100）

これだけは知っておきたい疾患の概要

- 結核性腹膜炎は本邦結核患者の0.04〜0.5％と稀な疾患である．好発年齢は20〜40代でやや女性に多い
- 腹水や生検組織の培養検査は陽性率が低く，培養に時間を要する．IGRA，各種画像検査，腹水ADA活性，診断的腹腔鏡検査等を併用しつつ早期の診断，治療開始をめざす必要がある

治療の基本

- イソニアジド（INH），リファンピシン（RFP），ピラジナミド（PZA），ストレプトマイシン（SM）またはエタンブトール（EB）を併用した抗結核薬4剤による化学療法を行う

【処方例】①＋②＋③＋④または①＋②＋③＋⑤を2カ月間，ついで①＋②を4カ月間内服

① イソニアジド　5 mg/kg/日（最大量 300 mg/日）1日1回
→副作用として肝障害，末梢神経障害など．必要に応じてビタミンB6投与を行う

② リファンピシン　10 mg/kg/日（最大量 600 mg/日）1日1回
→副作用として尿・便・汗・涙等の橙色着色，腎機能障害など

③ ピラジナミド　25 mg/kg/日（最大量 1,500 mg/日）1日1回
→副作用として肝障害，高尿酸血症など．痛風患者（既往者）へは投与はしない

④ ストレプトマイシン　15 mg/kg/日（最大量 750 mg/日）1日1回
→副作用として耳毒性（聴力障害・前庭障害），腎機能障害など．初期2カ月間は毎日投与可能で最大量は750 mg/日．週3回投与の場合，最大量1 g/日まで使用可能

⑤ エタンブトール　20 mg/kg/日（最大量 1,000 mg/日）1日1回
→副作用として視神経障害．最初の2カ月間は20 mg/kg/日，3カ月以降も継続する際は15 mg/kg/日，最大量750 mg/日とする

文献

1) Marshall JB：Tuberculosis of the gastrointestinal tract and peritoneum. Am J Gastroenterol, 88：989-999, 1993
2) 日本結核病学会治療委員会：「結核医療の基準」の見直し―2014年．結核，89：683-690, 2014
3) 平松慎介，他：QuantiFERON® TB-2Gを診断の契機とし，腹腔鏡検査にて確定診断に至った結核性腹膜炎の1例．日本消化器内視鏡学会雑誌，54：1485-1489, 2012
4) Hoshino K, et al：Tuberculous lymphadenopathy mimicking pancreatic neoplasm. Case Rep Med, 2012：579297, 2012

6章 HIV関連感染症の診断

1 HIV関連感染症①
急性HIV感染症

健山正男

症例　急性HIV感染症

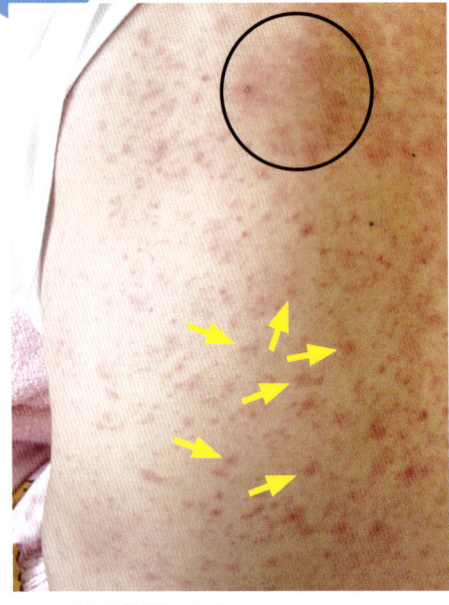

図1　体幹前面の皮疹
紅斑（〇），紅色丘疹（→）
(国立国際医療研究センターエイズ治療・研究開発センター 岡 慎一先生提供)

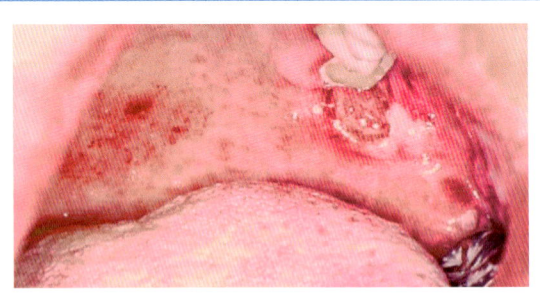

図2　口腔内潰瘍性病変
(国立国際医療研究センターエイズ治療・研究開発センター 岡 慎一先生提供)

25歳女性．
主訴は1週間持続する38℃以上の発熱，頭痛，強い咽頭痛．
顔面含めてすべての体幹に皮疹を認める（図1）．
来院時の口腔内所見で口腔潰瘍を認める（図2）．
抗HIV抗体は陰性．

👀で見た診断ポイント

- 両側軟口蓋に浅いびらん性病変，左側硬口蓋に潰瘍性病変を認める（図2）
- **急性HIV感染症**では顔面含めてすべての体幹に皮疹を認める（図1）
- 成人において高熱を伴う急性炎症性疾患で口腔内病変と全身に皮疹を呈する疾患は多くはない．ベーチェット病（Behçet病）が鑑別にあげられるが高熱は稀である．口腔梅毒も鑑別にあがるが潰瘍とバラ疹の出現時期が異なる（図3A，B）

✋次の一手（病歴・身体所見・確定診断に必要な検査）

- 血液検査ではWBC数とPLT低下，AST，ALT高値，CRPは軽度陽性を示すが，特異的でない
- **高熱，両側性頸部リンパ節腫脹に皮疹を伴う場合には急性HIV感染症の可能性**を考える
- 鑑別診断としてインフルエンザ，急性伝染性単核球症，急性溶連菌感染症，1期または2期梅毒

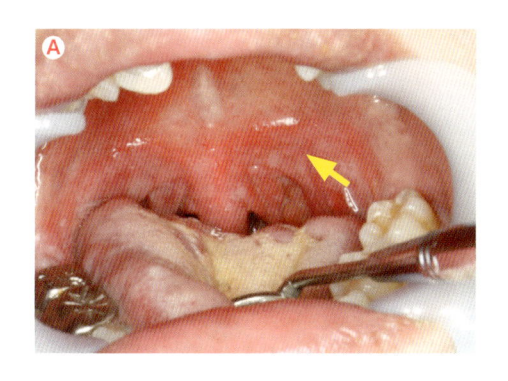

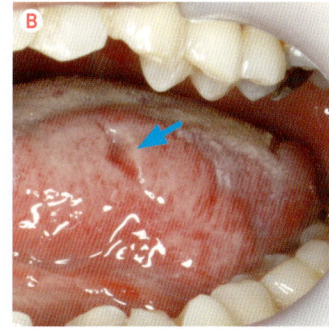

図3　口腔梅毒の所見
A：軟口蓋のびらん（⇨）
B：舌縁の潰瘍性病変（➡）
30代男性，口腔梅毒．1カ月続く全身倦怠感，微熱，咽頭痛がある．皮疹は認めない

- HIV感染症のスクリーニング検査には，第4世代のHIV迅速診断キットが有用である
- 判定が陰性または判定保留の場合には，ウインドウ・ピリオドであることを考慮して，1〜2週後に再検する
- 可能な限り，早期にHIV-1のHIV-1 RNA（PCR検査）を測定する
- 急性HIV感染症ではWestern blot法は陰性または判定保留であることが重要な所見である

これだけは知っておきたい疾患の概要

　　HIV感染後，2〜6週間前後には5〜9割の患者が高熱，強い咽頭痛，皮疹，粘膜潰瘍などの激しい症状を自覚して受診することが多い．特異的な症状に乏しく，インフルエンザもしくは急性伝染性単核球症，急性溶連菌感染症または病因不明のウイルス性疾患と誤診されることが多い．単一症候・所見での診断は困難で，以下の所見「（粘膜潰瘍，筋肉痛/関節痛，食欲不振/体重減少，発熱，重篤な中枢神経症状，疲労感/不快感，頭痛，リンパ節腫大，咽頭炎，胃腸不快感）」[1]を組合わせるとHIVの検査前確率が高まる[1]．具体的には高熱，両側性頸部リンパ節腫脹に皮疹を伴う場合には本症の可能性を考えてHIV検査を実施する．感染から間もないため，抗HIV抗体検査は陰性となることもしばしばあり，p24抗原も測定できる第4世代のHIV迅速診断キットが有用である．判定が陰性または判定保留の場合には，ウインドウ・ピリオドであることを考慮して，1〜2週後に再検する．患者は症状が改善すると来院しなくなり，診断の機会を失う可能性が高いので，可能な限りHIV-1のPCR検査を実施する．急性感染期のHIV量は高値であるため感染リスクはきわめて高く血液・体液曝露に注意し，性交渉は控えるように説明する．

　　HIV検査の実施においては，受検者より同意を必ず取得する必要があるが「文書同意が必ず必要である」と誤解している医師が多く，HIV検査実施のハードルを自ずと高くしている可能性がある．厚生労働省の通達[2]では，同意取得に関して書面は必須でなく口頭でも可能であり，同意が得られたことを診療録に記載すれば問題はない．

治療の基本

　　急性期症状のほとんどが2〜4週で消退する．ステロイドは無効であることが多く，症候ごとに対症療法とする．飲水・摂食が不可の場合，意識障害など重症感が強い場合には入院が必要である．

文献

1) Chu C & Selwyn PA：Diagnosis and initial management of acute HIV infection. Am Fam Physician, 81：1239-1244, 2010
2) 厚生省保健医療局エイズ結核感染症課長：HIV検査の実施について（通知）．健医感発第78号 平成5年7月13日 http://api-net.jfap.or.jp/library/MeaRelDoc/03/htmls/doc_02_23.htm

6章 HIV関連感染症の診断

2 HIV関連感染症② 梅毒

仲村秀太

症例　第2期梅毒

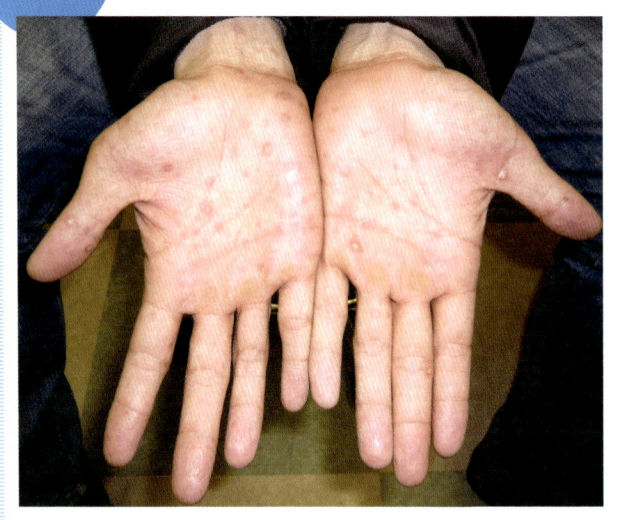

HIV感染症で通院中の41歳男性．
手掌，体幹部の瘙痒，疼痛を伴わない皮疹を主訴に受診．
鱗屑を伴う紅斑が手掌に確認される（図1）．

図1　手掌に鱗屑を伴う紅斑

👀で見た診断ポイント

- **第1期梅毒**：感染局所部位に梅毒トレポネーマ（*Treponema pallidum*）増殖のための硬結が出現（図2, 3）．この初期硬結は次第に潰瘍化し硬性下疳を呈する（図4, 5）．疼痛などの自覚症状を欠き数週間で自然消退する．好発部位は男性では冠状溝や陰茎，女性では陰唇，膣口，子宮頸部である．性行動の多様化により口唇や肛門部に認める場合もある
- **第2期梅毒**：手掌や足底に出現する紅斑（ときに鱗屑を伴う，図1）は比較的特異的であり診断価値が高い．瘙痒など自覚症状を伴うことは少ない．口腔内にも粘膜疹が出現することがある（図6～9）．個々の皮疹は自然消退する
- **悪性梅毒**：HIV感染者や重度免疫不全患者では，深く潰瘍化した非特異的な2期梅毒疹を呈することがある

✋次の一手（病歴・身体所見・確定診断に必要な検査）

- 性交渉歴など生活歴を確認したうえでSTS法（serologic test for syphilis）やTP（*Treponema pallidum*）抗原法など梅毒血清学的検査を用いて診断と病勢の把握を行う
- 他の性感染症やHIV感染症の有無についても評価を行うべきである
- HIV感染者の場合，早期から神経梅毒を併発しやすいため髄液検査も考慮する

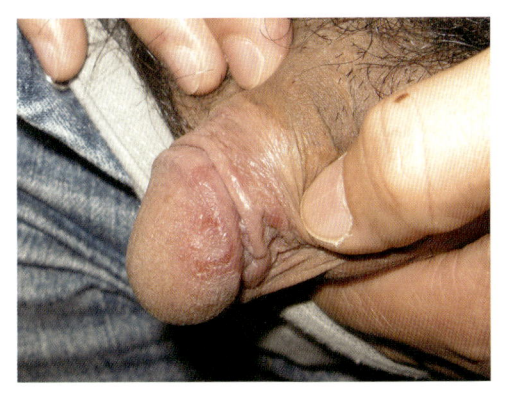

図2 亀頭部に認められた初期硬結
（冒頭とは別症例）

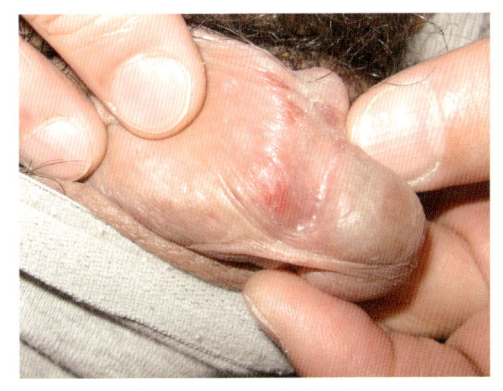

図3 冠状溝に認められた初期硬結
（冒頭とは別症例）

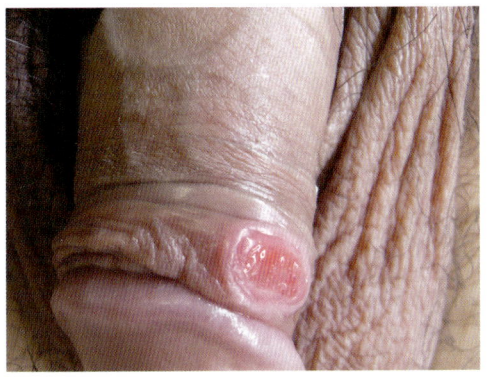

図4 硬性下疳：冠状溝の潰瘍性病変
（冒頭とは別症例）

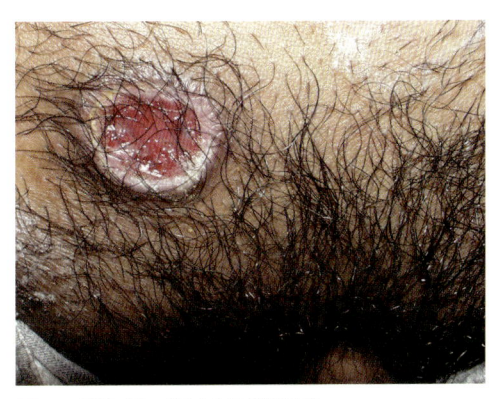

図5 鼠径部に認めた硬性下疳
（冒頭とは別症例）

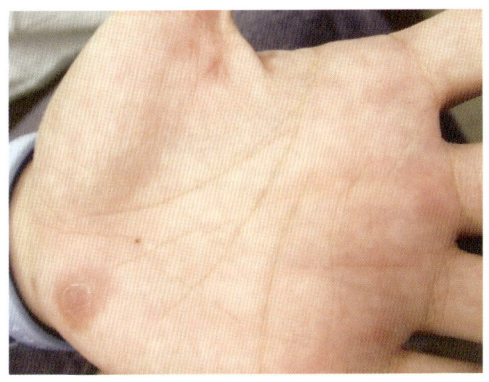

図6 梅毒性乾癬
手掌の鱗屑を伴う紅斑（冒頭とは別症例）

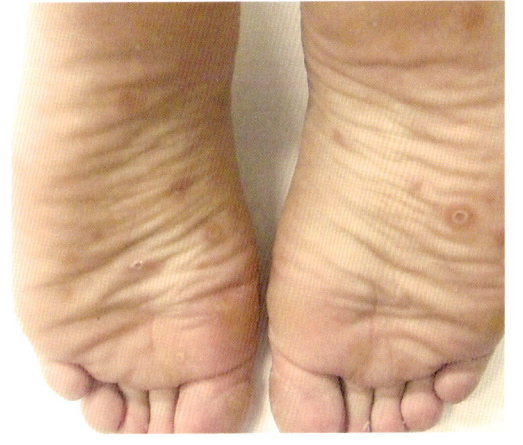

図7 梅毒性乾癬
足底にみられた赤褐色の皮疹（冒頭とは別症例）

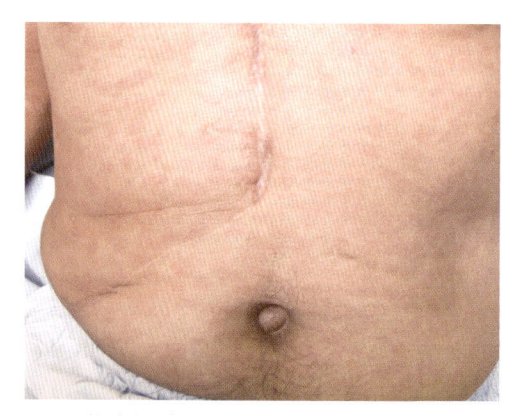

図8 梅毒性バラ疹
鱗屑を伴わない淡い紅斑（冒頭とは別症例）

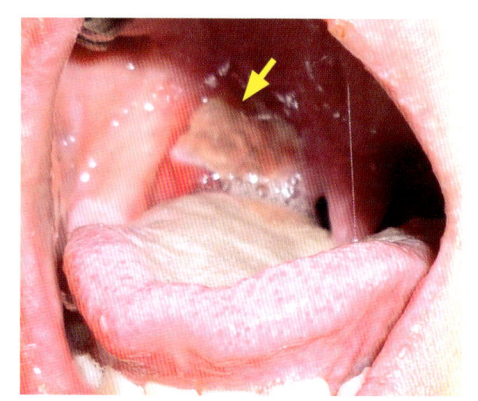

図9 頬部粘膜に出現した梅毒性粘膜診
（冒頭とは別症例）

表1 梅毒の分類と臨床的特徴

	早期梅毒（感染後およそ2年未満）			晩期梅毒（感染後およそ2年以上）		
感染力	あり			なし		
顕性梅毒		発症時期	症状		発症時期	症状
	第1期梅毒	感染後3週間	初期硬結 硬性下疳 無痛性横痃	第3期梅毒	感染後3年以上	ゴム腫
	第2期梅毒	感染後3カ月後	バラ疹 梅毒性丘疹 扁平コンジローマ 梅毒性アンギーナ 梅毒性脱毛	第4期梅毒	感染後3年以上	脊髄癆 進行麻痺 大動脈炎 大動脈瘤
無症候性梅毒	なし			なし		

（文献2より引用）

これだけは知っておきたい疾患の概要

- スピロヘータの一種である梅毒トレポネーマ（*Treponema pallidum*）による性感染症
- 感染後2年までの感染力の強い時期を早期梅毒，それ以降の感染力がほとんどない時期を晩期梅毒と分類し，さらに症候に応じて第1期から第4期に区別している（表1）

治療の基本

- ペニシリン製剤を用いるが臨床病期や患者背景に応じて投薬期間は異なる
- 治療開始後に出現するJarisch-Herxheimer反応（発熱，筋肉痛，皮疹増悪など）に注意

文献

1) 「1冊でわかる性感染症 皮膚科サブスペシャリティーシリーズ」（本田まりこ，他/編），文光堂，2009
2) 大里和久：梅毒．「最新皮膚科学体系 15巻ウイルス性疾患 性感染症」（玉置邦彦，他/編），pp210-225，中山書店，2003

6章 HIV関連感染症の診断

3 HIV関連感染症③ カポジ肉腫

健山正男

症例 AIDS患者のカポジ肉腫

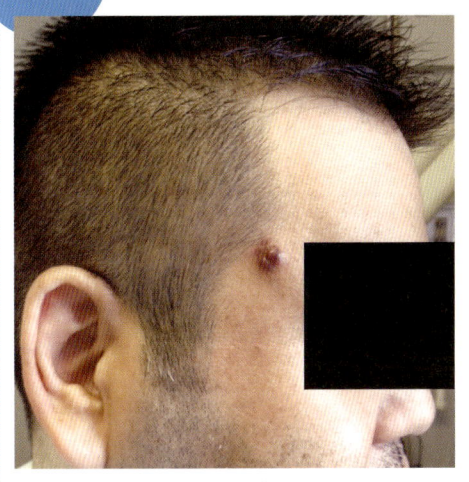

図1 右側頭部に紫色の皮疹
来院時所見

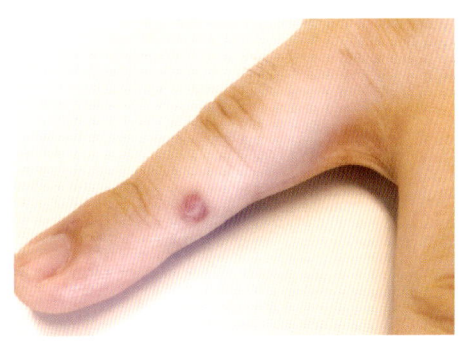

図2 左第2指の皮疹
来院時所見

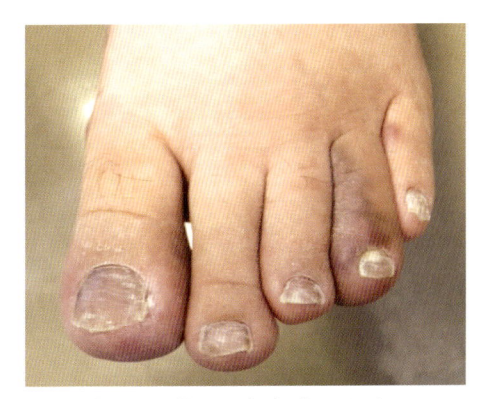

図3 左第4足指にも皮疹がみられた
来院時所見

42歳男性
主 訴：3カ月前からの微熱 顔面の皮疹．
現病歴：来院3カ月前より微熱を自覚した．同時期より顔面に紫色の皮疹（図1）に気づき，徐々増大してきた．1カ月前より左第2指，左第4足指の皮疹（図2, 3）にも気づいた．症状改善しないため近医受診，頸部リンパ節腫大を指摘された．胸部CT画像，肺野に腫瘤影と縦隔リンパ節腫大を指摘された．
既往歴：梅毒．HIV検査歴はなし

で見た診断ポイント

- 右側頭部：茶褐色，紫色の斑が外方に突出して**複数の結節を形成**している（図1）
- 左第2指内側部に境界明瞭な茶褐色，紫色の斑が**ドーム状の結節**を形成している（図2）
- 左第4足指に境界不明瞭な，触診で**わずかに硬結を伴う暗紫紅色の病変**を認める（図3）
- 入院時CTでは肺野に結節状の多発性浸潤陰影が認められた（図4）．胸腔鏡下肺生検にて得られた肺組織より**カポジ肉腫**と診断した

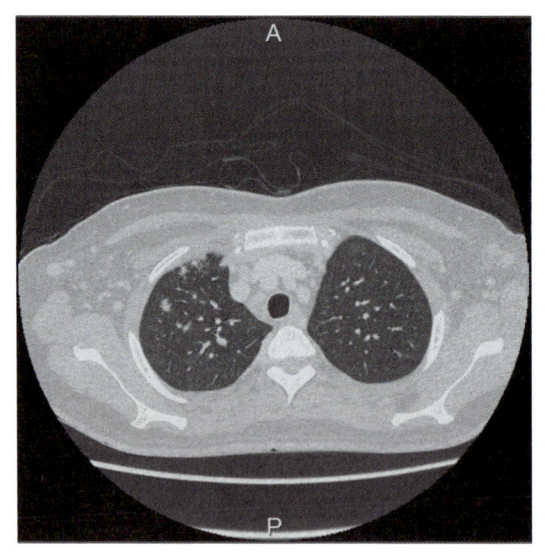

図4　入院時胸部CT画像

次の一手（病歴・身体所見・確定診断に必要な検査）

まず，国内でカポジ肉腫の最も多い病因であるHIV感染を除外するためHIV検査を実施する．
次にカポジ肉腫の原因ウイルスである human herpesvirus 8（HHV-8）を検索する．

確定診断は，病理学的検査の免疫染色でカポジ肉腫に特異的な唯一のマーカーであるLANA-1を証明する．免疫染色では，D2-40（podoplanin，リンパ管内皮マーカー）がカポジ肉腫では常に陽性となる．

PCRにてカポジ肉腫組織標本から，HHV-8のDNA断片が検出される．

これだけは知っておきたい疾患の概要

カポジ肉腫は，地中海沿岸や東欧系，国内では沖縄県などの老人に稀にみられる古典的カポジ肉腫，AIDS関連カポジ肉腫，移植などの医原性の免疫不全症に伴う医原性カポジ肉腫が知られているが，国内では，そのほとんどがAIDS関連カポジ肉腫である．AIDS患者の5％程度に合併する[1]．

AIDS関連型カポジ肉腫は初期から多発性病変を形成し，急速に進行するのが特徴である．典型例[2]では四肢，顔面，口腔内を中心に，**無痛性の平坦で境界明瞭な暗紫紅色の小斑状病変が散在する**が，単発であることも多く，本人が自覚しないこともあり見逃されやすい．病変は触診でわずかに硬結を伴うこともある（斑状期：macular/patch stage）．その後，硬結が顕著になるにつれて小病変が融合し次第に暗褐色隆起性病変（局面期：plaque stage）を形成する．隆起が強くなるにつれて有痛性となる．さらに増大すると結節を形成し，近接した皮疹は融合して大きな皮疹を形成する場合もある（結節期：nodular stage）．

実際の臨床現場では，ほとんどの患者において，**本症のように複数の病期の皮疹が混在し，単一の病期の皮疹のみが認められることはきわめて稀**である[2]．

肺病変を合併した場合は予後不良なことが多い．

治療と予後

HIVに対する多剤併用療法（combination antiretroviral therapy：cART）を基本にして下記の治療を併用する．

1）相対的治療の適応

皮膚に単発で起こったカポジ肉腫は，予後良好でcARTのみで治癒することも多い．しかし疼痛を伴う場合やコスメティックな問題が精神的に苦痛を呈する場合には相対的な治療の適応がある．ビンブラスチン硫酸塩の局注局所治療を行う．または放射線治療も局所病変に限定されるが検討されるべきである．

2）絶対的治療の適応

全身投与による化学療法は，国内ではドキソルビシン塩酸塩のリポソーム製剤（商品名：ドキシル）が標準的な治療薬である．適応疾患として25個以上の皮膚病変，肺や消化管などの重要臓器に病変が認められた場合，リンパ浮腫などを伴う病変，cARTに伴う免疫再構築症候群を発症した場合である．

文献

1) 安岡　彰：ART早期化と長期化に伴う日和見感染症への対処に関する研究．平成25年度厚生労働科学研究費補助金エイズ対策研究事業・研究報告書，2014
2) 平成25年度 厚生労働科学研究 エイズ対策研究事業「エイズ患者におけるカポジ肉腫関連ヘルペスウイルスが原因となる疾患の発症機構の解明と予防および治療法に関する研究」班：「AIDSに合併するカポジ肉腫等のHHV-8関連疾患における診断と治療の手引き 第2版」，2014

6章 HIV関連感染症の診断

4 HIV関連感染症④ 尖圭コンジローマ

仲村秀太

症例 尖圭コンジローマ

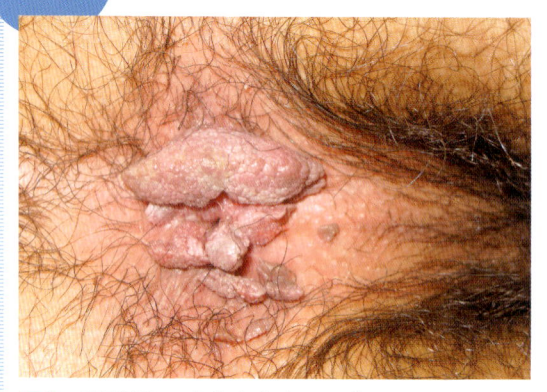

25歳男性，HIV感染症で通院中．
肛門部の乳頭状丘疹（図1）を主訴に来院．

図1 肛門部にみられた尖圭コンジローマ

👀で見た診断ポイント

- **コンジローマ**は典型的には乳頭状丘疹で男性では陰茎の冠状溝付近に，女性では外陰部から子宮頸部に好発する．肛門性交を感染経路とする場合には肛門周囲にも認められる
- 免疫不全宿主の場合，コンジローマが著しく増大することがあり，giant condylomaと呼ばれる（図2）

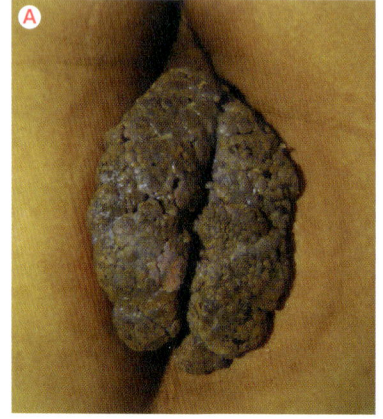

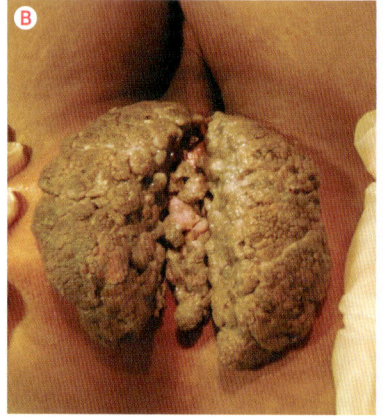

図2 肛門部に認めたgiant condyloma（2例）

次の一手（病歴・身体所見・確定診断に必要な検査）

- HIV感染症を含めた他の性感染症の併発について評価を行う
- 性的パートナーの検診に関しても考慮すべきである
- 鑑別診断を要する疾患としてボーエン様丘疹や扁平コンジローマなどがあげられる．このような場合には生検し病理組織検査所見の評価を行う

これだけは知っておきたい疾患の概要

- 尖圭コンジローマはヒトパピローマウイルス（human papillomavirus：HPV）の主として6型や11型が感染して生じるウイルス性疣贅で男女の肛門性器に好発する
- HPV16型など特定のタイプは発がんに関連している
- 本邦では男女ともに近年増加傾向にある

治療の基本

- イモキミド・クリームによる薬物療法や外科的切除，電気焼灼などの外科療法があげられる

文 献

1）「1冊でわかる性感染症　皮膚科サブスペシャリティーシリーズ」（本田まりこ，他/編），文光堂，2009

6章 HIV関連感染症の診断

5 クリプトスポリジウム症

健山正男

症例 AIDSに合併したクリプトスポリジウム症

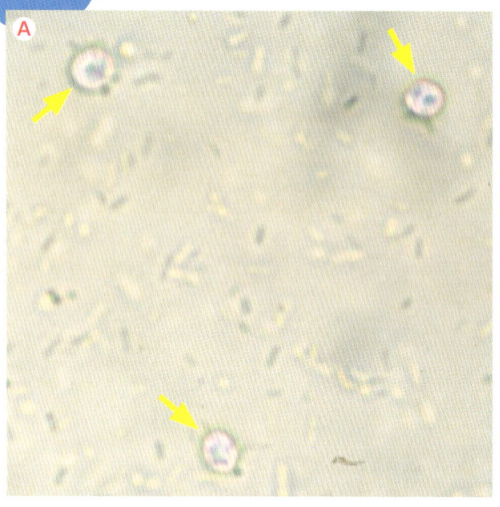

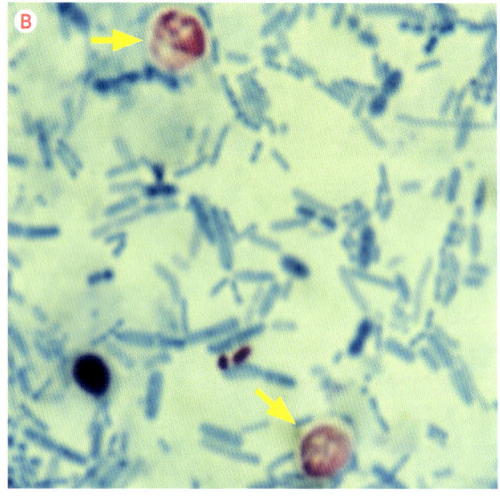

図1 便検査所見（光学顕微鏡）
A：ショ糖浮遊法
B：抗酸染色

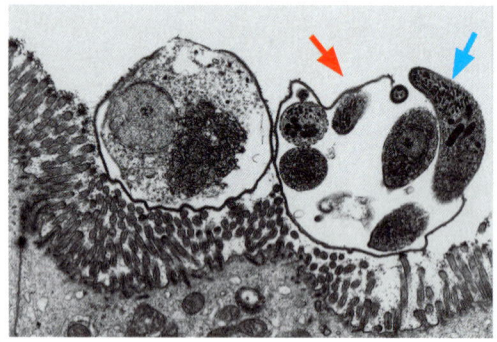

図2 本患者の腸粘膜電子顕微鏡所見
感染性のスポロゾイド（→）が放出．1つの円（→）がオーシスト
〔琉球大学医学部第一内科症例，（株）ビー・エム・エル 病理細胞診センター（PCLジャパン撮影）〕

30歳男性．
主訴：3カ月持続する非血性下痢，体重減少（15 kg/3カ月）．
現病歴：XX年9月上旬，発熱および倦怠感が出現した．9月中旬より1日15〜20行の下痢が持続した．9月および11月に2つの病院に入院し，胃十二指腸内視鏡検査および大腸内視鏡検査などを施行されたが，異常は指摘されなかった．12月初旬に症状が持続するため当院受診．
身長167 cm，体重47.5 kg，体温37.4℃，脈拍114/分 整，血圧130/90 mmHg．
既往歴：なし．HIV検査歴もなし．

👀で見た診断ポイント

- 糞便検体にてショ糖浮遊法による集オーシストを行い，オーシストを確認（図1A）
- 同じ検体にて抗酸染色を行うと，より明らかにオーシストが確認された（図1B）
- 電子顕微鏡像ではオーシストから感染性のスポロゾイトが放出される瞬間が確認できる（図2）

✋次の一手（病歴・身体所見・確定診断に必要な検査）

- **持続する非血性の消化器症状**の患者で，症状の割に**血液学的検査では炎症反応は軽度**で，**培養検査でも有意な病原体を検出できず，内視鏡的検査にて有意な病変を認めない場合**は，本症を鑑別するため下記の方法にて本原虫を証明する
- 急性期の患者便には多量のオーシスト（原虫の接合子嚢）が排出されているが，通常の塗抹標本観察では確認が難しい
- 通常の検査室で可能な方法としては，遠心沈殿法やショ糖浮遊法による集オーシストを行い，抗酸染色を行う
- 蛍光抗体染色が最も感度がよい検査法であるが，検査機器と試薬が必要である．院内で実施ができない場合は外注や地方衛生研究所等に委託する
- PCR法やLAMP法，ELISA法，イムノクロマトグラフ法等による抗原検出と遺伝子検出は2011（平成23）年4月1日に届出基準に加えられた[2]
- 鑑別としてジアルジア症，コレラがあげられる

❗これだけは知っておきたい疾患の概要

　クリプトスポリジウム症は，消化管寄生性原虫であるクリプトスポリジウムによる感染による疾患で，**非血性の水様下痢**を中心とする症状を示す．**潜伏期間は3〜10日（中央値6日）**で，**大多数の患者は10日以内に発症**している．糞便中に排出されるオーシストは感染力がきわめて高く，塩素耐性で水源環境が汚染された場合は集団感染をきたす．日本では1996年に埼玉県越生町で地域住民の約7割の8,800人が発症した．その他の感染経路として，食品由来，性感染症，人獣共通感染症，日和見感染症としても報告されている．全数把握の5類感染症で，医師には診断後7日以内の届出が義務付けられている．

　非血性水様下痢を主症状とする以下の患者では本症を鑑別すべきである．

① 海外渡航者（発展途上国が多い）を含む，原因となる微生物が検出されない下痢症の場合
② 集団下痢症患者で通常の病原体が検出されない場合
③ 免疫不全患者で長期間持続するも病原体が検出されない場合

1) 健常者と免疫不全者で異なる病態・予後

健常人と免疫不全者では病態・予後が異なる．**無熱または微熱であり，炎症反応に乏しく，内視鏡検査は正常所見で，培養検査では診断できない**．本症を念頭におかなければ診断は困難である．

健常者：免疫の正常な人が罹患した場合の臨床症状は，非血性水様性下痢を中心とした非特異的な消化器症状であり，軽度の発熱を伴う例もある．下痢は全く認めない無症候性保菌者から20行以上まで個体差が顕著である．

免疫不全患者：本原虫は，免疫不全宿主に致死性下痢症を発症させる．下痢は非血性であり，免疫不全の進行とともに重症化する傾向がある．重症例では，大量の水様便や失禁を伴うことが報告され，本感染症が直接死因となることがある．

治療の基本

水様下痢等の症状が10日間程度持続するが，効果的な治療薬はなく，免疫正常者では補液など対症療法が基本で2週間以内に自然治癒する．免疫不全者では，免疫機能を回復させる治療（AIDSでは抗HIV薬など）が施されなければ致死的となる．

文 献

1) 阿部仁一郎，他：クリプトスポリジウム症・ジアルジア症等の原虫性下痢症　病原体検出マニュアル
http://www.nih.go.jp/niid/images/lab-manual/CryptosporGiardia.pdf（2015年5月閲覧）
2) 厚生労働省健康局結核感染症課：『感染症の予防及び感染症の患者に対する医療に関する法律』第12条第1項及び第14条第2項に基づく届出の基準等の一部改正について．健感発0304第1号　平成23年3月4日，2011

7章 寄生虫疾患の診断

1 目で見る寄生虫疾患①
糞線虫症（呼吸器疾患）

金城武士

症例　糞線虫症

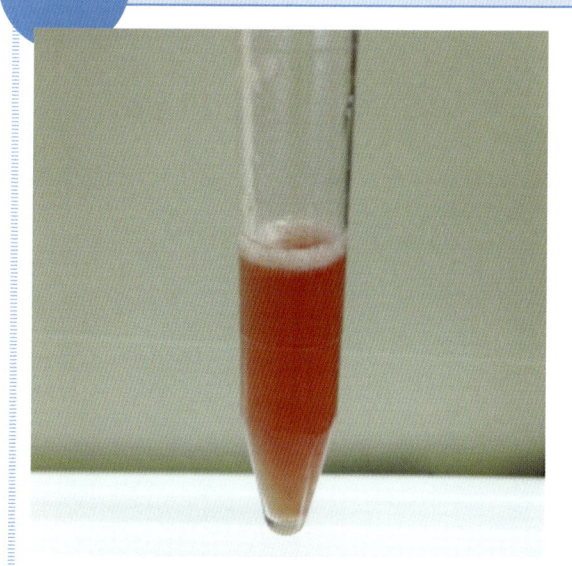

沖縄県出身の62歳，女性．
子宮頸がんに対する化学療法開始後に下痢，嘔吐が続き，2カ月後に急性呼吸窮迫症候群（acute respiratory distress syndrome：ARDS）を発症した．気管支肺胞洗浄を行い，回収した血性分泌物（図1）をパパニコロウ染色で検鏡したところ無数の線虫が観察された（図2）．

図1　呈示症例の気管支洗浄液
気管支洗浄を行ったところ血性の分泌物が得られた（文献1より転載）

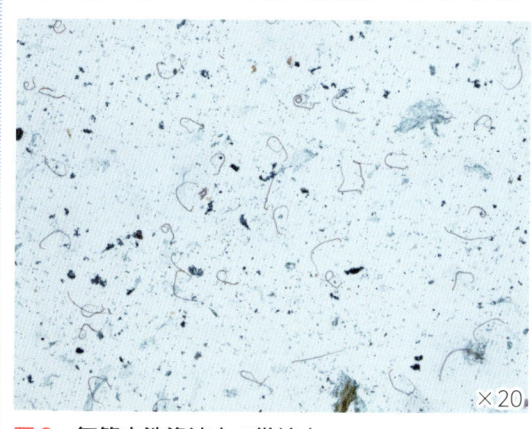

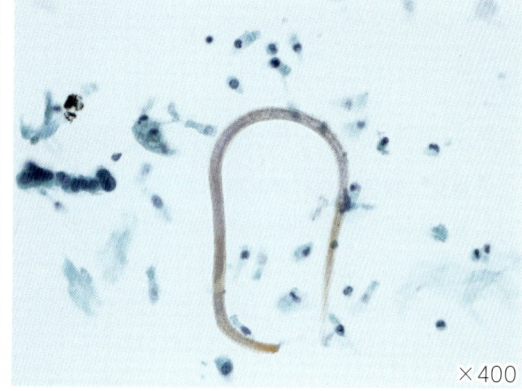

図2　気管支洗浄液中の糞線虫
パパニコロウ染色を行った（文献1より転載）

👀で見た診断ポイント

- 本邦における**糞線虫**の浸淫地は沖縄・奄美地方であり，浸淫地出身の高齢者で糞便や喀痰中に図2のような線虫を認めたら**糞線虫症**を考える
- **糞線虫**はその生活史のなかで肺の毛細血管を破り肺胞内に脱出するが，寄生虫体が増えて過剰感染の状態になるとびまん性の肺胞出血が起こり，気管支洗浄液が血性となる（図3）

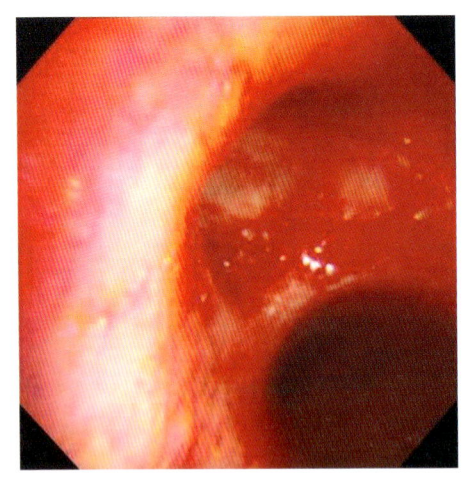

図3 呈示症例の気管支鏡所見
（文献1より転載）

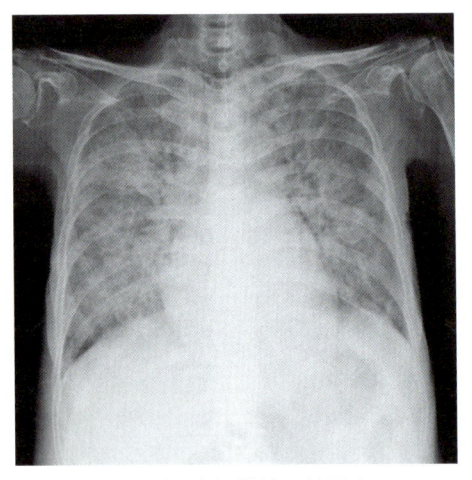

図4 呈示症例の胸部単純X線写真
全肺野びまん性に浸潤影が認められた（文献1より転載）

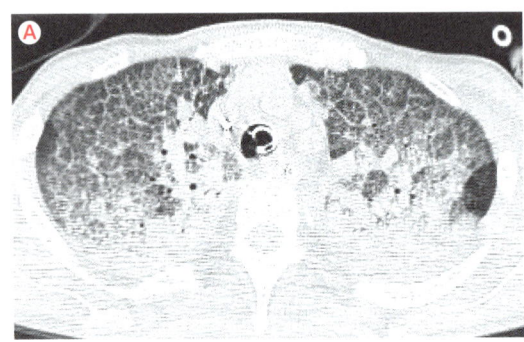

図5 呈示症例のCT像
小葉間隔壁の肥厚と浸潤影が認められる（文献1より転載）

次の一手（病歴・身体所見・確定診断に必要な検査）

- 沖縄・奄美地方出身の高齢者（目安は1960年以前生まれ）で原因不明の消化器症状，好酸球増多を認めたら，糞線虫症を鑑別する必要がある
- 糞線虫症を疑ったら，便の直接検鏡を行って線状の虫体がいないか確認する．しかし，直接検鏡は感度が50％と悪く，実施可能であれば普通寒天平板培地法を行う〔「7章2 糞線虫症（消化管疾患）（pp150〜152）」を参照〕．感度を上げるため，原則として3回，検査を行う
- 糞線虫過剰感染症候群になると，糞線虫の虫体に付着した腸内細菌が肺内や血中に運ばれ細菌性肺炎や敗血症を起こすため，胸部X線やCT検査（図4, 5），また喀痰や血液の一般培養検査を行う．また，便検査と同様，喀痰中にも糞線虫がいないか検査する

これだけは知っておきたい疾患の概要

- 糞線虫症はサハラ砂漠以南のアフリカ，南アメリカ，東南アジアでよくみられ，世界では3,000万〜1億人が糞線虫（*Strongyloides stercoralis*）に感染している[2]
- 本邦では沖縄・奄美地方が浸淫地であったが第二次世界大戦後の衛生環境の改善により，1960年以降に生まれた世代では糞線虫の保虫率はきわめて低い[3]

- 糞線虫は汚染された土壌から経皮的に感染し，血流に乗って肺に到達する．肺の毛細血管を破って肺胞腔内に移動し，痰とともに気道を逆行して消化管へ入り，十二指腸・小腸に寄生する．そして糞便とともに外界に出るが，糞線虫には自家感染という特異な感染経路があり，腸管あるいは肛門周囲の皮膚から再度，血管内に侵入して肺に戻る．このヒト体内における感染のループにより，糞線虫は長期間体内にとどまることが可能となる
- 糞線虫が腸管内で異常に増殖し過剰感染の状態になると消化管の機能障害が生じ，吸収不良，消化管出血，イレウスなどが起こる
- HTLV-1（ヒトT細胞白血病ウイルス1型）感染とステロイド投与は糞線虫症重症化の二大危険因子である．呈示症例はHTLV-1キャリアであり，かつ抗がん剤投与に伴い大量のステロイドが投与されていた
- 寄生虫体が異常に増加した状態を糞線虫過剰感染症候群，生活史のなかで通過する臓器以外の部位で虫体が検出された場合に播種性糞線虫症と呼ぶ

治療の基本

- 腸管糞線虫症の治療はイベルメクチン（ストロメクトール®）が第一選択薬である．2週間隔で体重あたり200μgを2回投与する．この治療による駆虫率は治療4週後で99％，4カ月以降で96.8％である[4]
- 糞線虫過剰感染症候群や播種性糞線虫症に対する確立した治療法はないが，自家感染を考慮して便検査が2週間陰性になるまでイベルメクチン200μg/kgを連日投与する方法などが推奨されている

文 献

1) Kinjo T, et al：Acute respiratory distress syndrome due to *Strongyloides stercoralis* infection in a patient with cervical cancer. Intern Med, 54：83-87, 2015
2) Greaves D, et al：*Strongyloides stercoralis* infection. BMJ, 347：f4610, 2013
3) Aoyama H, et al：An inverse relationship between autoimmune liver diseases and *Strongyloides stercoralis* infection. Am J Trop Med Hyg, 76：972-976, 2007
4) Zaha O, et al：Comparison of anthelmintic effects of two doses of ivermectin on intestinal strongyloidiasis in patients negative or positive for anti-HTLV-1 antibody. J Infect Chemother, 10：348-351, 2004

7章 寄生虫疾患の診断

2 目で見る寄生虫疾患②
糞線虫症（消化管疾患）

田中照久

症例　糞線虫症

73歳男性．
主訴は腹部膨満感，腹痛．
来院1カ月前から便秘があり便秘薬にて対応していたが来院数日前より腹痛あり．来院時の腹部単純X線を示す（図1）．小腸を中心とした腸管拡張，ニボー形成を認め，身体所見上，腸蠕動音の低下を認めた．

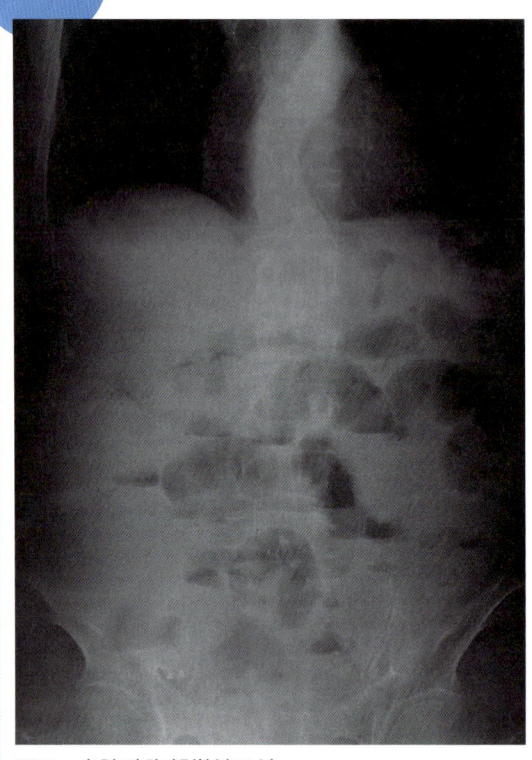

図1　来院時腹部単純X線
小腸（特に空腸）を中心としたニボー形成

目で見た診断ポイント

- 腹部単純X線やCTで上部小腸を中心とした腸管拡張，ニボー形成を認めた場合，患者の出身地によっては糞線虫症を疑う
- **糞線虫症**の上部消化管内視鏡検査では十二指腸に浮腫，白色縦毛，発赤などを認める．また同部位の生検により虫体を認める場合もある[1]（図2）
- 糞線虫症の下部消化管内視鏡検査では発赤や浮腫を認める[1]．また盲腸や上行結腸に黄白色の小結節を多数認める場合があり，同結節の生検により基底膜への好酸球浸潤やフィラリア型幼虫を認めることがある[2]（図3）
- 便の普通寒天平板培地による培養検査にて，虫体や轍，細菌コロニーを認める（図4，5）

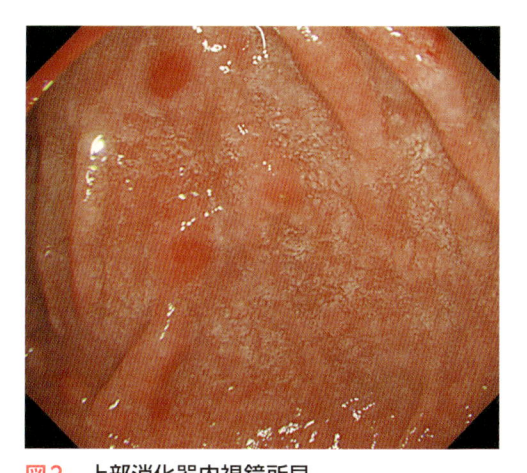

図2　上部消化器内視鏡所見
十二指腸下降部に発赤・白色絨毛を認める

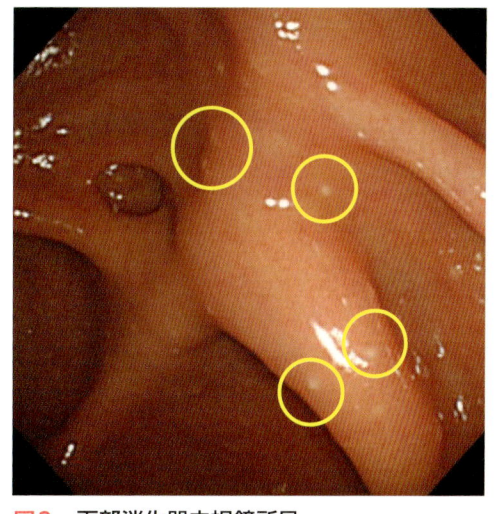

図3　下部消化器内視鏡所見
上行結腸壁に黄白色の小結節（◎）を認める

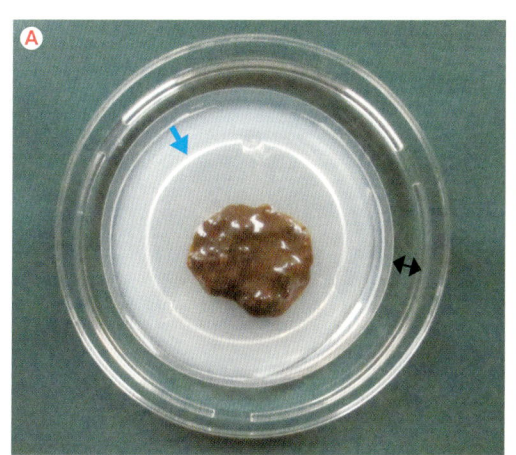

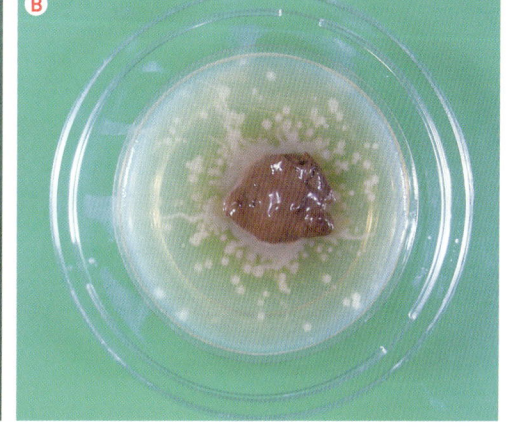

図4　普通平板寒天培地法
A：二重シャーレになっており内側に1.5〜3％の寒天（→），外側に25％グリセリン液を入れ（↔）感染を予防している
B：寒天培地上に轍状に細菌コロニーの発育を認める（文献3より転載）

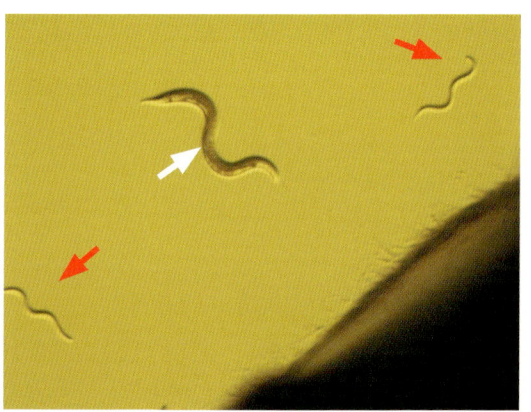

図5　寒天培地上の糞線虫
→：フィラリア型幼虫，▷：自由世代成虫

次の一手（病歴・身体所見・確定診断に必要な検査）

- **患者の出身地（沖縄県・奄美地方・海外）を聴取する**．また熱帯・亜熱帯地域への渡航歴がないかも合わせて聴取する
- ステロイド製剤や免疫抑制薬，抗がん剤などの使用がないか確認する．これらの投与は糞線虫症が重症化する可能性がある．また高齢者や栄養状態の悪い患者でも生じることがある
- **糞線虫症**の消化器症状は悪心・嘔吐，下痢，吸収不良による低栄養・腹水・浮腫，麻痺性イレウスなど多様である
- **糞線虫症**の診断は便検査にて虫体・虫卵を確認することにより行う．直接鏡検・集卵法・普通寒天平板培地による培養法を行う．下部内視鏡検査下採取の腸液を用いてもよい．**便検査を3回提出することにより陽性率は2倍になるとされている**[4]．便検体は冷蔵すると検出率が低下するため，採便後すぐに提出する必要がある
- 血液検査においては好酸球，血清IgE抗体の増多を認めることがある．ただし重症例の場合は免疫系の異常のため好酸球，IgEともに上昇を認めないこともあるので注意が必要である

これだけは知っておきたい疾患の概要

- 糞線虫症は土壌から**経皮的にヒトに感染する**糞線虫（*Strongyloides stercoralis*）によって起こる寄生虫感染症である
- 本虫は宿主の腸管壁や肛門周囲の皮膚から浸入する自家感染（autoinfection）を行い，同一宿主内で数十年もの間感染を維持している
- 通常は慢性的な経過をたどるが，**宿主の免疫能低下時に増殖し，糞線虫過剰感染症候群や播種性糞線虫症と呼ばれる重篤な状態を呈し死に至る場合もある**

治療の基本

【処方例】
イベルメクチン（ストロメクトール® 3 mg錠）　1回200 μg/kg（体重60 kgで4錠）
朝食前2週間後に再度同量を内服

- 糞線虫過剰感染症候群・播種性糞線虫症に対する治療は確立されていないが，免疫抑制薬の中止とイベルメクチンの14日間連日投与が推奨されている[5]．

文献

1) 岸本一人，他：重症糞線虫症の消化管内視鏡所見．Clin Parasitol，23：14-16，2012
2) Minematsu H, et al：Colonoscopic findings and pathologic characteristics of *Strongyloides colitis*: a case series. Digestion, 83：210-214, 2011
3) 田中照久，他：糞線虫症．臨床と微生物，41：341-345，2014
4) Hirata T, et al：Increased detection rate of *Strongyloides stercoralis* by repeated stool examinations using the agar plate culture method. Am J Trop Med Hyg, 77：683-684, 2007
5) Centers for Disease Control and Prevention
http://www.cdc.gov/

7章 寄生虫疾患の診断

3 目で見る寄生虫疾患③ イソスポーラ症

平田哲生

症例　イソスポーラ症

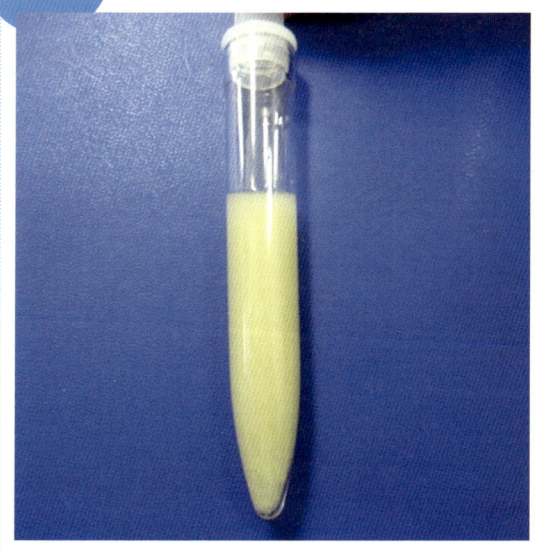

53歳女性.
主訴は下痢,意識障害.
2年前より下痢出現.下痢出現後より18 kgの体重減少を認めた.下痢が増悪し1日20回以上となり,意識障害をきたし入院となった.便検査でランブル鞭毛虫が検出され,メトロニダゾールで駆虫したが,下痢は改善しなかった.便寄生虫検査,便培養検査もくり返し,消化管内視鏡検査,小腸造影,腹部CTなど行うも原因は不明であった.意識障害は脱水,電解質異常によるもので,補液にて改善した.
入院時の便検査時に採取した下痢便を示す(図1).

図1　下痢便の肉眼像
乳白色の米のとぎ汁様の水様便を認める

目で見た診断ポイント

- 慢性の多量の水様便を見た場合には,日和見感染症としての**イソスポーラ**(*Isospora belli*),クリプトスポリジウム(*Cryptosporidium parvum*),サイクロスポーラ(*Cyclospora cayetanensis*),ランブル鞭毛虫(*Giardia intestinalis*)などの寄生虫感染を考慮する
- 水様便は乳白色を呈する場合がある
- 急性の場合にはコレラ(*Vibrio cholerae*),ロタウイルス(*Rotavirus*)も考慮するべきであるが,病歴などより鑑別は容易である

次の一手(病歴・身体所見・確定診断に必要な検査)

- 免疫不全をきたす基礎疾患,免疫抑制薬の使用歴を確認する
- 後天性免疫不全症候群(AIDS)および成人T細胞性白血病について精査を行う
- 海外渡航歴,居住歴を確認する.熱帯,亜熱帯地域での感染が多い.わが国では沖縄での報告が多い

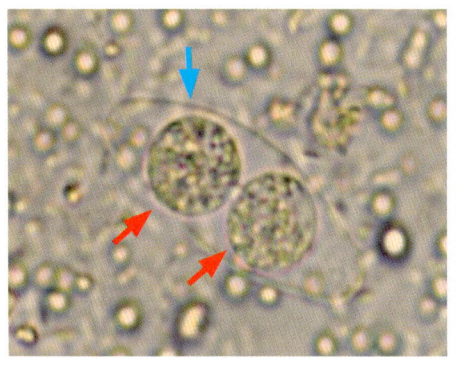

図2 イソスポーラのオーシスト
　　　（ショ糖遠心沈殿浮遊法：鏡検像）
長径30μm，短径15μmのオーシスト（→）を認める．内部に2個のスポロブラスト（→）が包蔵されている

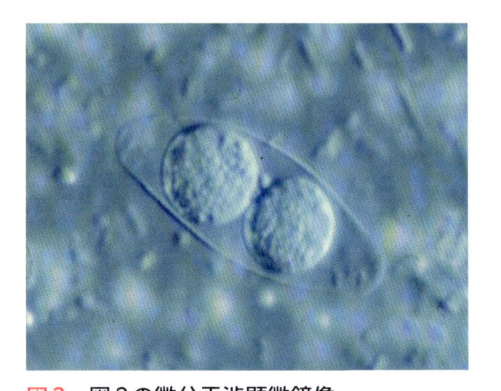

図3 図2の微分干渉顕微鏡像
さらに，オーシストの観察が容易となる

- **イソスポーラ**，サイクロスポーラ，クリプトスポリジウムのオーシストは通常の寄生虫卵より小さく，**検査室にこれらの病原体の可能性を伝えなければ容易に見落とされる**．検査法としてはショ糖遠心沈殿浮遊法（集オーシストを行う方法の1つ，図2，3）が最も検出率が高い

これだけは知っておきたい疾患の概要

- イソスポーラ症は Isospora belli によって起こる消化管寄生虫疾患で，免疫不全状態の患者では慢性，難治性の下痢の原因となる
- 後天性免疫不全症候群指標疾患の1つであるが，わが国では成人T細胞性白血病を基礎疾患として発症する場合が多い
- イソスポーラはオーシストの経口摂取により感染が成立する．消化管内でオーシストよりスポロゾイトが遊離し上部小腸上皮内に侵入する．そこで，分裂をくり返し上皮細胞を次々と破壊する．この小腸上皮細胞の破壊が激しい下痢の原因になると考えられている

治療の基本

- スルファメトキサゾール，トリメトプリム合剤（ST合剤，バクタ®）が有効であるが，標準的な投与量，投与方法は確立されていない
- 免疫不全状態では投与を中止すると再発する場合も多く長期投与が必要となる場合も多い

文献

1) Goodgame RW：Understanding intestinal spore-forming protozoa: cryptosporidia, microsporidia, isospora, and cyclospora. Ann Intern Med, 124：429-441, 1996
2) Centers for Disease Control and Prevention：DPDx - Laboratory Identification of Parasitic Diseases of Public Health Concern
　http://www.cdc.gov/dpdx/cystoisosporiasis/index.html

7章 寄生虫疾患の診断

4 目で見る寄生虫疾患④ アニサキス症

田中照久

症例　胃アニサキス症

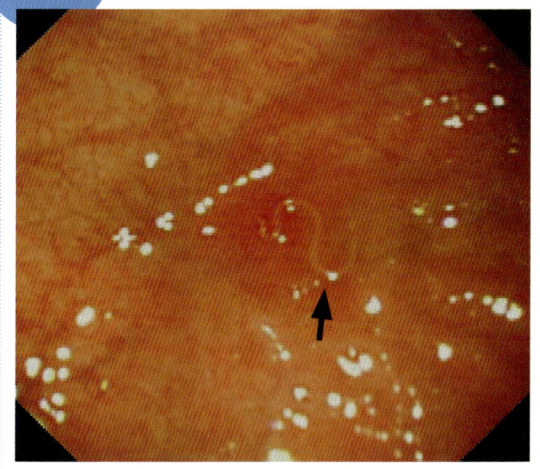

図1　再来院時の上部消化管内視鏡所見
胃穹隆部大湾に認められたアニサキス幼虫の虫体（→）

39歳男性
主訴は急激な心窩部痛．来院前日に刺身を摂取，夜間急激な心窩部痛を自覚したため翌日来院し胃薬処方にて経過をみていた．
図1は3日後再来院時の上部消化管内視鏡検査所見である．胃穹隆部に3 cm大の白色線状虫体を認める（→）．周囲の粘膜はやや発赤調である．

目で見た診断ポイント

- 上部消化管内視鏡検査において白色線状の虫体を確認する．粘液様に見える場合やとぐろを巻いている場合もある（図2）
- 狭帯域（narrow band imaging：NBI）内視鏡システムにて観察すると，虫体は青みがかった白色調，周囲粘膜は暗茶色にみえコントラストがつき虫体を発見しやすくなる[1]（図3）

次の一手（病歴・身体所見・確定診断に必要な検査）

- **問診が最も重要である**．海産魚介類摂取の既往がないか食事摂取歴を聴取する．胃アニサキス症の場合は摂取から1〜6時間程度で症状が出現するとされているが，腸アニサキス症の場合は摂取から1〜10日後に症状を認める場合があるので数日前の食事内容まで聴取する
- 原因魚介類としてはサバやイワシなどが多いが，イカ，マグロ，サンマ，サケなどさまざまな種で報告がある．またしめ鯖など酢を使った調理でもアニサキスは死滅しないため感染源となりうる
- 症状は心窩部痛，悪心・嘔吐が多い．腸アニサキス症の場合は腹痛やイレウス症状を認めることもある
- 胃アニサキス症の場合は上部消化管内視鏡検査にて虫体を確認することで確定診断となる．炎症反応による発赤や浮腫による隆起が強く，進行胃がんや粘膜下腫瘍様の形態をとる場合もある（図4）
- 腸アニサキス症の場合，腹部造影CT検査にて局所的な腸管浮腫を認める．血液検査では好酸球や

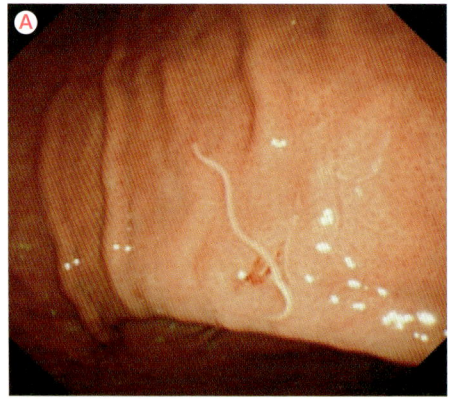

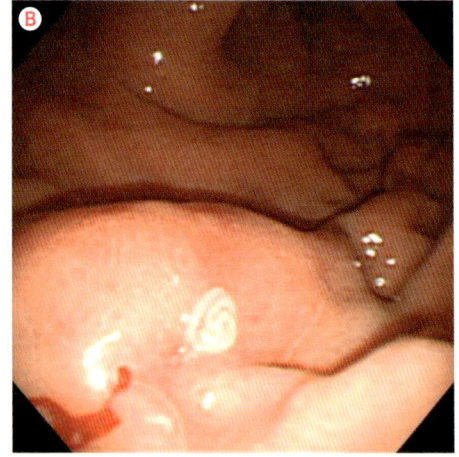

図2 線状・とぐろを巻いているアニサキス虫体

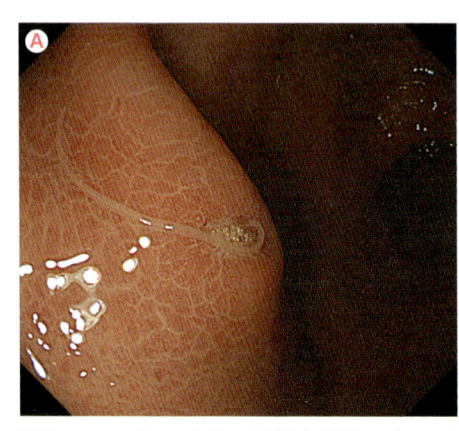

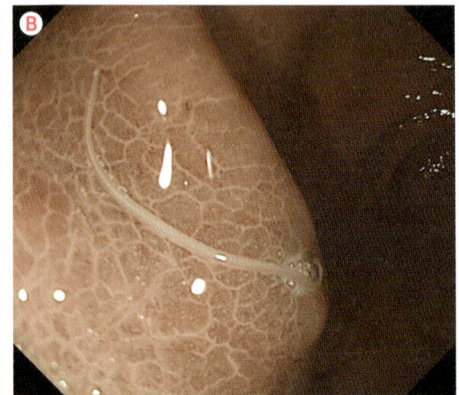

図3 アニサキス虫体の通常内視鏡観察（A）とNBI観察（B）
胃体下部，胃頭とは別症例，NBI観察の方がよりはっきり見える．

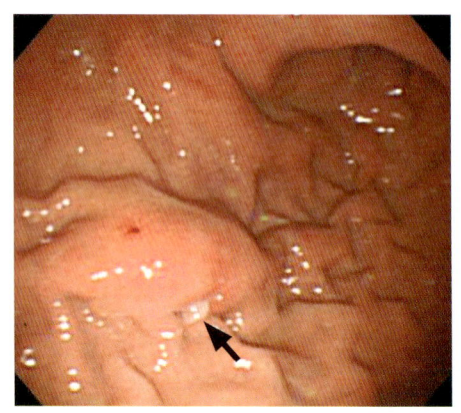

図4 粘膜下腫瘍様に見える症例（上部消化管内視鏡所見；胃）
→：アニサキス虫体

血清IgE抗体は上昇することもあるが，必須ではない．またアニサキス特異抗原に対するIgG，IgA，IgE抗体のELISAキットがあり70～80％程度の陽性率が報告されているが，発症直後には陰性となることがありペア血清での測定が望ましい．検査に時間を要するため迅速診断には向かない．

これだけは知っておきたい疾患の概要

アニサキス症は海洋哺乳類を終宿主とする*Anisakis*属または*Pseudoterranova*属の線虫の幼虫

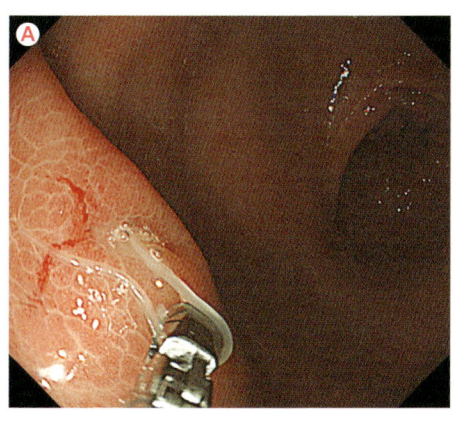

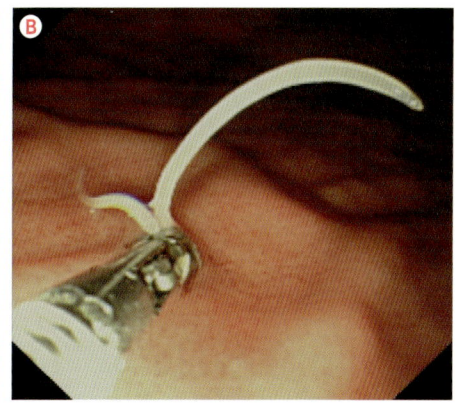

図5　生検鉗子にて虫体を摘出

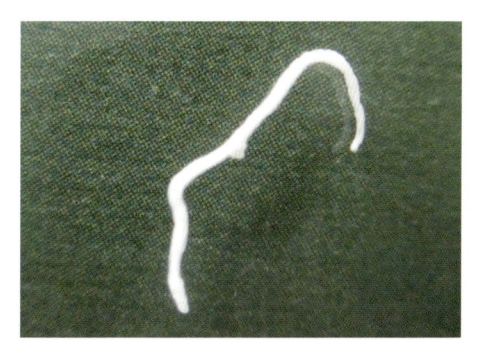

図6　摘出したアニサキス虫体

によって起こる幼虫移行症である．好発部位は胃が最も多く，ついで腸管が多い．稀に虫体が消化管を穿通し腹腔内へ移行，他臓器（腸管膜や卵巣など）に肉芽腫を形成する場合もある．胃アニサキス症は急激な腹痛などの症状を認める劇症型と，健診の内視鏡検査により無症状で偶然見つかる緩和型に分けられる[2]．10〜20％の症例で多隻感染があるため1隻認めた場合は必ず残存虫体がないか確認する必要がある．アニサキス症は食品衛生法にて食中毒原因物質として定められているため，診断した医師は**診断後24時間以内に保健所に届け出る必要がある**．

予防方法としては海産魚介類の生食を避けることが一番である．また60℃，1分以上の加熱もしくは－20℃，24時間以上保存で虫体の感染性は失われる．

治療の基本

- 駆虫薬はない．ヒトの体内では通常1週間程度で死んで吸収される
- 胃アニサキス症・食道アニサキス症の場合は上部消化管内視鏡検査にて虫体を除去することにより症状の改善を認める（図5, 6）
- 腸アニサキス症の場合は，対症療法にて経過をみるが，炎症による腸管浮腫のためイレウス症状をきたし緊急手術になる場合もある

文献

1) 今本栄子，他：胃アニサキス症のNBI観察．Clin Parasitol, 24：47-49, 2013
2) 国立感染症センター　アニサキス症とは（2014年5月13日改訂）
   http://www.nih.go.jp/niid/ja/kansennohanashi/314-anisakis-intro.html

7章 寄生虫疾患の診断

5 目で見る寄生虫疾患⑤ マラリア

比嘉 太

症例1　熱帯熱マラリア

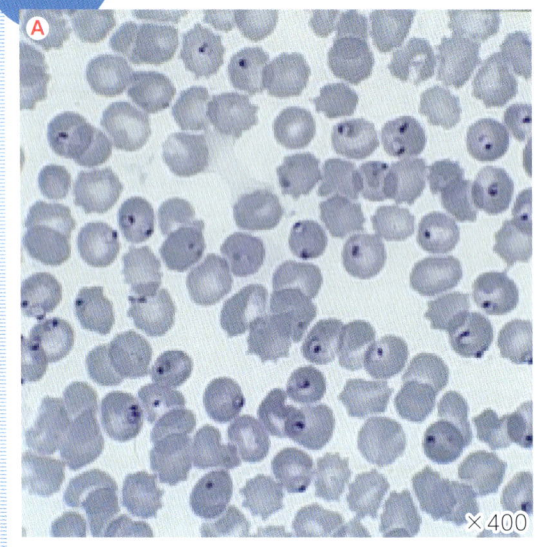

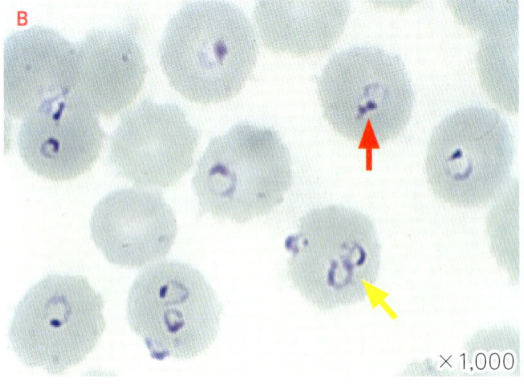

図1　来院時血液検査塗抹所見〔ギムザ（Giemsa）染色〕

36歳男性．主訴は発熱，意識障害．
最近のアフリカ旅行歴がある．
来院時に行った血液検査塗抹所見（図1）．赤血球内に輪状体が認められる．

目で見た診断ポイント

- 感染赤血球の大きさは非感染赤血球と違いがない．**輪状体の一部は核を複数有している**（図1B➡, double chromatin）．1つの赤血球に**複数の輪状体感染**が認められる（図1B⇨, double infection）．これらは**熱帯熱マラリア**の特徴的所見である

次の一手（病歴・身体所見・確定診断に必要な検査）

- 熱帯地域から帰国後の発熱患者においては，マラリアを鑑別にあげ，血液塗抹検査を行い，マラリア原虫（*Plasmodium* spp.）の有無を確認することが必須となる
- バイタルサイン，意識障害，貧血，黄疸，皮疹，肝腫大，脾腫などの身体所見を確認する

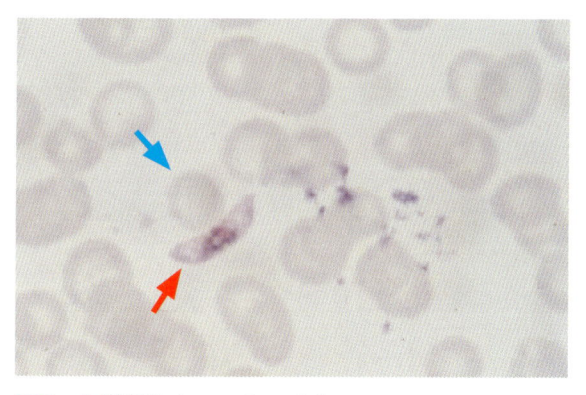

図2　生殖母体（gametocyte）
赤血球（→），生殖母体（→）

- 末梢血塗抹標本にて特徴的な原虫を認めればマラリアの診断は確定する．原虫が少ない場合や，マラリアの重複感染の場合には，血中マラリア抗原検査やPCRによる特異的DNA検出が診断に有用である
- 血液検査で，貧血，血小板減少，臓器障害について評価する

これだけは知っておきたい疾患の概要

- 感染症法にて4類感染症であり，診断した医師は直ちに最寄りの保健所に届け出る
- 病原体となる熱帯熱マラリア原虫（*Plasmodium falciparum*）はハマダラカが媒介する
- 帰国後発症までの期間は平均5日間（0〜15日間）であった（自験例）
- 発熱周期は不定である．急激に重症化し，無治療では予後不良のため，本症は内科救急疾患（medical emergency）に該当する感染症である
- 赤血球の感染率が高いほど，より重症となる
- 熱帯熱マラリアはクロロキン耐性が多い．タイ・カンボジア国境近辺ではメフロキン耐性株の増加もみられる
- 生殖母体（gametocyte）は三日月状の形状をしており（図2），赤血球外に存在する．生殖母体は免疫宿主に慢性感染した状態でみられる場合がある

治療の基本

- 合併症のない経口摂取が可能な患者では，メフロキン（本邦承認薬），アトバコン・プログアニル（本邦承認薬），アーテメーター・ルメファントリン合剤（本邦未承認薬）が用いられる
- 重症マラリアあるいは経口摂取が不可能な場合，キニーネの点滴静注あるいはアーテスネート坐剤が用いられる
- 本邦承認薬以外は，厚生労働省熱帯病治療薬研究班[1]に薬剤が備蓄されており，治療のために使用が必要な場合に供給可能な体制となっている

症例2　三日熱マラリア

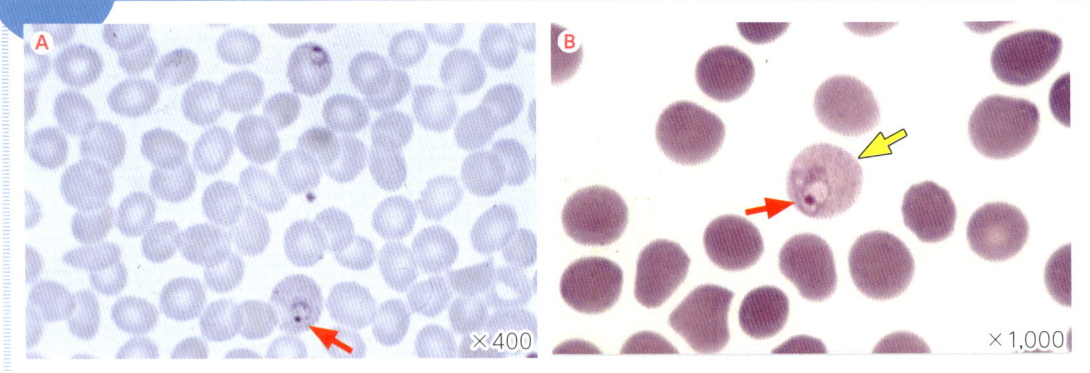

図3　来院時血液検査塗抹所見（ギムザ染色）
B：感染赤血球はやや大きくなり，細胞質に細かいシェフネル斑点がみられる

24歳男性．主訴は発熱，全身倦怠感．48時間おきに発熱がみられる．
最近の東南アジア旅行歴がある．
来院時に行った血液検査塗抹所見（ギムザ染色，図3）．赤血球内に輪状体（図3➡）が認められる．

🔍で見た診断ポイント

- 感染赤血球は**非感染赤血球より大きくみえる**．感染赤血球はシェフネル斑点（図3➡）がみられる．これらは**三日熱マラリア**の特徴的所見である

✋次の一手（病歴・身体所見・確定診断に必要な検査）

- 熱帯地域から帰国後の発熱患者においては，マラリアを鑑別にあげ，血液塗抹検査を行い，マラリア原虫の有無を確認することが必須となる
- バイタルサイン，意識障害，貧血，黄疸，皮疹，肝腫大，脾腫などの身体所見を確認する
- 末梢血塗抹標本にて特徴的な原虫を認めればマラリアの診断は確定する．原虫が少ない場合や，マラリアの重複感染の場合には，血中マラリア抗原検査やPCR法による特異的DNA検出が診断に有用である
- 血液検査で，貧血，血小板減少，臓器障害について評価する

❗これだけは知っておきたい疾患の概要

- 感染症法にて4類感染症であり，診断した医師は直ちに最寄りの保健所に届け出る
- 三日熱マラリア原虫（*Plasmodium vivax*）はハマダラカが媒介する
- 帰国後発症までの期間は平均85日間（2〜295日間）であった（自験例）
- 発熱周期は48時間ごとである

治療の基本

- 治療にはメフロキン（本邦承認薬），アトバコン・プログアニル（本邦承認薬），クロロキン（本邦未承認薬）を用いる
- 肝臓に残存するマラリア原虫（ヒプノゾイト）に対する根治療法として，プリマキンを使用する
- G6PD（グルコース-6-リン酸脱水素酵素）欠損症の患者には，溶血発作を誘発するためプリマキンは禁忌である

文 献

1）厚生労働省科学研究費補助金医療技術実用化総合研究事業熱帯病治療研究班（略称）ホームページ
　　http://trop-parasit.jp

微生物索引

欧文

A～C

Actinobacillus actinomycetemcomitans ... 34
*Anisakis*属 ... 156
Aspergillus fumigatus ... 79
A群β溶血性連鎖球菌 ... 14
A群連鎖球菌 ... 44
Bartonella henselae ... 70
β溶血性A群連鎖球菌 ... 49
C. coli ... 91
C. difficile ... 100
Campylobacter jejuni ... 91
Candida albicans ... 13
Candida parapsilosis ... 30
Candida ... 30
Cardiobacterium hominis ... 34
Chlamydia trachomatis ... 94
CMV (cytomegalovirus) ... 104, 105, 110
Coxiella burnetii ... 34
Cryptosporidium parvum ... 153
Cyclospora cayetanensis ... 153

E～I

E. granulosus ... 85
E. multilocularis ... 85
E. oligarthrus ... 85
E. vogeli ... 85
Eikenella corrodens ... 34
Entamoeba histolytica ... 97
*Enterococcus*属 ... 34
*Enterovirus*属 ... 19
Giardia intestinalis ... 153
Haemophilus aphrophilus ... 34
Haemophilus influenzae ... 25, 34
Haemophilus parainfluenzae ... 34
Haemophilus paraphrophilus ... 34
HPV (human papillomavirus) ... 143
HSV (herpes simplex virus) ... 104, 105
HTLV-1 ... 149
Isospora belli ... 153, 154

K～P

Kingella denitrificans ... 34
Kingella kingae ... 34
Klebsiella pneumoniae ... 24, 119
Legionella pneumophila ... 21, 22, 24
MAC (*Mycobacterium avium-intracellulare* complex) ... 108
Moraxella catarrhalis ... 25
MRSA (methicillin-resistant *Staphylococcusaureus*) ... 28, 53
Mycobacterium avium ... 108
Mycobacterium intracellulare ... 108
Mycobacterium tuberculosis ... 107, 131
Paragonimus westermani ... 89
penicillin-intermediate *S. pneumoniae* ... 26
penicillin-resistant *S. pneumoniae* ... 26
Plasmodium falciparum ... 159
Plasmodium vivax ... 160
Pneumocystis jirovecii ... 83
Pseudomonas aeruginosa ... 39
*Pseudoterranova*属 ... 156

R～V

*Rickettsia*属 ... 61
Rotavirus ... 153
Sarcoptes scabiei var. *hominis* ... 51
Staphylococcus aureus ... 34, 64
Streptococcus bovis ... 34
Streptococcus gallolyticus ... 34
Streptococcus mutans ... 35
Streptococcus pneumoniae ... 24
*Streptococcus*属 ... 64
Strongyloides stercoralis ... 148, 152
Treponema pallidum ... 136, 138
Tropheryma whipplei ... 122
Vibrio cholerae ... 153
Viridans streptococci ... 34
VZV (varicella-zoster virus) ... 419

和文

あ行

イソスポーラ ... 153
インフルエンザ桿菌 ... 16, 25, 46
ウエステルマン肺吸虫 ... 89
黄色ブドウ球菌 ... 28, 57, 64, 68
大平肺吸虫 ... 89

か行

疥癬虫 ... 51
カンピロバクター ... 91
クリプトスポリジウム ... 153
クレブシエラ ... 21, 24, 25
結核菌 ... 107, 131
酵母様真菌 ... 29
コクサッキーウイルスA群 ... 19
コレラ ... 145, 153

さ行

サイクロスポーラ ... 153
サイトメガロウイルス ... 104
サルモネラ ... 10
市中感染型MRSA ... 53, 54
消化管寄生性原虫 ... 145
水痘帯状疱疹ウイルス ... 41
スピロヘータ ... 138

た行・は行

腸炎ビブリオ ... 10
腸管出血性大腸菌 ... 10
肺炎球菌 ... 10, 16, 21, 24, 25, 26
ヒゼンダニ ... 38, 50, 51, 52

非チフス性Salmonella属	93
ヒトパピローマウイルス	143
ヒトT細胞白血病ウイルス1型	149
ブドウ球菌	34, 44, 46, 49
糞線虫	147, 151, 152

ま行

マイコプラズマ	71
マクロライド耐性マイコプラズマ	75
マラリア原虫	158
三日熱マラリア原虫	160
宮崎肺吸虫	89
メシチリン耐性黄色ブドウ球菌	28, 53
モラキセラ・カタラーリス	25

ら行

ランブル鞭毛虫	153
緑膿菌	39, 46
レジオネラ	10, 24
連鎖球菌	34, 68
ロタウイルス	153

用語索引

数字

1期梅毒	134, 136
2期梅毒	134, 136
23価肺炎球菌莢膜多糖体ワクチン	26
2類感染症	66
4類感染症	85, 159
5類感染症	145

欧文

A～D

AIDS	13, 83, 108, 111, 121
AIDS関連カポジ肉腫	140
air bronchogram	72
ARDS (acute respiratory distress syndrome)	147
ART (antiretroviral therapy)	109
bacillary angiomatosis	70
Behçet病	134
B型肝炎	83
CCPA (chronic cavitary pulmonary aspergillosis)	79
CDI (*Clostridium difficile* infection)	99
CMV antigenemia	111, 112
CNPA (chronic necrotizing pulmonary aspergillosis)	79
COPD (chronic obstructive pulmonary disease)	13, 79
Cowdry A型細胞	105
CPPA (chronic progressive pulmonary aspergillosis)	79
CRBSI (catheter-related blood stream infection)	9, 27, 30
currant jelly sputum	21
cystic pattern	118

DIC (disseminated intravascular coagulation)	126
DLSO (distal and lateral subungual onychomycosis)	36

E～J

EBD (endoscopic biliary drainage)	126
ELISA法	89, 145
ENBD (endoscopic nasobiliary drainage)	126
ERCP (endoscopic retrograde cholangiopancreatography)	124
ET (exfoliative toxin)	57
giant condyloma	142
green nail	39
Guillain-Barré症候群	91
HACEKグループ	34
HIV-PCP	83
HIV (感染症)	9, 12, 37, 66, 97, 101, 111, 136, 139, 140
Hutchinson徴候	41
IGRA (interferon-gamma release assa)	131
Janeway病変	31, 34

K～P

Kodsi分類	102
KOH直接鏡検	37, 39
LAMP法	23, 145
Miller & Jones 分類	9
mixed pattern	118
modified Duke criteria	34
Multiplex PCR	71
Mycobacterium avium complex 感染症	121
NSAIDs起因性腸症	106
Osler結節	31, 34
PAIR (percutaneous aspiration injection re-aspiration)	87
PCR法	23, 111, 114, 145

R～Z

Ramsay Hunt症候群	41

163

Roth斑	31, 34
solid pattern	118
sonolucent layer	127
SWO (superficial white onychomycosis)	37
TDO (total dystrophic onychomycosis)	37
TEE (transesophageal echocardiography)	32
Th1型炎症反応	74
Th2型炎症反応	74
TPN (total parenteral nutrition)	30
TTE (transthoracic echocardiography)	32
Whipple病	108, 120, 122
Ziehl-Neelsen染色	66, 107, 109

和文

あ行

悪性疾患	37
悪性腫瘍	51, 101, 130
悪性梅毒	136
悪性リンパ腫	68, 130
握雪感	48
アニサキス症	156
アフタ性口内炎	19
アミロイドーシス	108
アメーバ栄養体	97
アメーバ性肝膿瘍	117, 118
アメーバ性大腸炎	96
アメーバ虫体	97
アメーバ膿瘍	10
アルコール多飲	44
アレルギー性鼻炎	16
胃アニサキス症	155, 157
医原性カポジ肉腫	140
萎縮瘢痕帯	106
イソスポーラ症	153, 154
イムノクロマトグラフ法	99
インターフェロン-γ遊離試験	131
咽頭カンジダ症	13
咽頭痛	14
インフルエンザ	134
インフルエンザウイルス感染症	17
ウイルス性咽頭炎	19
ウエステルマン肺吸虫症	88, 89
打ち抜き潰瘍	110, 114
エキノコックス症	84
壊死性筋膜炎	46, 47, 48
壊死性リンパ節炎	68
壊疽性胆嚢炎	129
遠位側縁爪甲下爪真菌症	36
悪寒戦慄	24

か行

外傷	37
疥癬	38, 51
潰瘍	102
潰瘍性大腸炎	97, 114
角化型疥癬	50, 51
角質	37
喀痰	24, 79, 89
角膜炎	41
鵞口瘡	13
家族性地中海熱	44
活動性腸結核	106
カテーテル関連血流感染（症）	9, 27
化膿性関節炎	63
化膿性扁桃炎	14
化膿性リンパ節炎	68
下部消化管内視鏡	150
カポジ肉腫	139, 140
がん	101
肝炎	113
眼球結膜出血	34
間質性肺炎	79
乾性咳嗽	84
関節液	63
関節手術	64
関節痛	32
間接免疫蛍光抗体法	61
間接免疫ペルオキシダーゼ法	61
関節リウマチ	45, 64
乾癬	37, 137
完全静脈栄養	30
感染性心内膜炎	31, 70
感染性動脈瘤	34
感染性肺塞栓症	34
感染胆汁	125
肝嚢胞	87
カンピロバクター腸炎	90
顔面神経麻痺	41
乾酪性類上皮肉芽腫	131
気管支洗浄液	79, 147
偽憩室	106
気腫性胆嚢炎	129
寄生虫感染症	84
気道侵襲性肺アスペルギルス症	77
偽膜性腸炎	97, 98, 99, 100
ギムザ染色	160
急性HIV感染症	134
急性咽頭炎	14
急性呼吸窮迫症候群	147
急性心筋炎	20
急性胆管炎	123, 126
急性胆嚢炎	127, 128, 129
急性伝染性単核球症	134
急性鼻咽頭炎	16
急性副鼻腔炎	16
急性溶連菌感染症	134
吸入ステロイド	14
胸腔鏡下肺生検	139
狭窄	102
胸水	89
ギラン・バレー症候群	91
近位爪甲下爪真菌症	37
菌血症	128
筋肉痛	32
クオンティフェロン検査	65
クラミジア直腸炎	90, 94
クラミドフィラ肺炎	74
グラム陰性桿菌	27
クリプトスポリジウム症	144, 145

クレブシエラ肺炎 … 72	自家感染 … 149, 152	爪床線状出血 … 31
クローン病 … 97, 106	糸球体腎炎 … 34	爪真菌症 … 36, 37
黒丸分類 … 106	視神経炎 … 70	総胆管結石 … 123
経胸壁心エコー検査 … 32	集オーシスト … 145	
経食道心エコー検査 … 32	重症感染症 … 51	## た行
経皮経肝胆囊ドレナージ … 128	重症敗血症 … 28	
頸部リンパ節結核 … 65, 66	十二指腸潰瘍 … 110	帯状疱疹 … 40, 44
結核 … 66, 83	重複感染 … 159	帯状疱疹後神経痛 … 42
結核性腹膜炎 … 130	出血性梗塞 … 77	大動脈炎 … 138
結核性リンパ節炎 … 68	小腸潰瘍 … 112	大動脈瘤 … 138
血管作動性鼻炎 … 16	小腸内視鏡検査 … 120	大葉性肺炎 … 72
血管侵襲性肺アスペルギルス症 … 77	上部消化管内視鏡検査 … 120, 150, 155	多剤併用療法 … 141
結石 … 123	静脈炎 … 27	多臓器不全 … 61, 100
結石陥頓 … 127	食道アニサキス症 … 157	胆管ドレナージ … 126
原発性腸結核 … 107	食道カンジダ(症) … 13, 101, 104	単純ヘルペスウイルス歯肉口内炎 … 19
抗菌薬起因性腸炎 … 100	ショ糖浮遊法 … 145	胆道感染症 … 123
口腔(内)カンジダ … 9, 12, 81	脂漏性湿疹 … 81	丹毒 … 40, 43, 44, 46
硬結 … 137	人工関節 … 64	胆囊管閉塞 … 129
膠原病 … 66	進行麻痺 … 138	胆囊穿孔 … 129
抗真菌薬 … 13	侵襲性肺アスペルギルス症 … 11, 76	胆囊摘出術 … 129
後天性免疫不全症候群 … 153, 154	腎臓疾患 … 44	胆囊捻転症 … 129
高尿酸血症 … 47	心臓内デバイス … 32	チール・ネルゼン染色 … 66, 107, 109
後鼻漏 … 15	心臓弁置換術 … 32	虫刺症 … 40
抗レトロウイルス療法 … 109	深部静脈血栓症 … 46	中毒性巨大結腸症 … 100
黒色腫 … 37	蕁麻疹 … 44	中毒性表皮壊死症 … 52
古典的カポジ肉腫 … 140	ステロイド … 64	腸アニサキス症 … 155, 157
コレステロール結石 … 124	ステロイドホルモン … 75	腸管MAC症 … 106
混濁 … 36	すりガラス陰影 … 76	腸結核 … 97, 106
	成人T細胞性白血病 … 153, 154	腸内細菌群 … 126, 129
## さ行	成人発症Still病 … 59	陳旧性肺結核 … 79, 107
	脊髄癆 … 138	沈降13価肺炎球菌結合型ワクチン … 26
細菌性肝膿瘍 … 116, 117	せつ … 46	通常疥癬 … 50, 51
細菌性血管腫症 … 70	接触性皮膚炎 … 40, 44	ツツガムシ病 … 9, 59, 60
細菌性赤痢 … 10	全異栄養性爪真菌症 … 37	ツベルクリン(皮内)反応 … 74, 107, 131
細菌性膿瘍 … 118	遷延性咳嗽 … 16	ツベルクリン反応 …
細菌性肺炎 … 148	尖圭コンジローマ … 142, 143	爪疥癬 … 38
サイトメガロウイルス食道炎 … 104	浅在性蜂窩織炎 … 44	爪白癬 … 36, 37
サイトメガロウイルス腸炎 … 110	喘息 … 13	手足口病 … 19
ざ瘡 … 46	爪囲炎 … 38	低栄養 … 152
サルコイドーシス … 68, 130	爪郭炎 … 38	デブリードマン(デブリードメント) … 56
サルモネラ腸炎 … 90, 92, 93	爪甲剥離 … 36	伝染性単核球症 … 14
ジアルジア症 … 145		伝染性膿痂疹 … 40

| 糖尿病 | 37, 44, 48, 64, 101 |
| 動脈性塞栓 | 34 |

な行

内視鏡的胆管ドレナージ	126
肉芽腫	70, 157
日本紅斑熱	59
ニューモシスチス肺炎	11, 81
猫引っ掻き病	68
熱傷	48
熱帯熱マラリア	159
粘性	10
粘膜疹	20
膿痂疹	46
脳症	70
膿性	10
膿性粘液	14
脳内出血	34

は行

肺炎	113
肺炎球菌性肺炎	24
肺炎球菌ワクチン	26
肺結核	130
敗血症	126, 128, 129, 148
肺生検組織	79
梅毒	83, 135, 136
梅毒トレポネーマ	138
白色調絨毛	108
白苔	101
播種性血管内凝固症候群	61, 126
播種性糞線虫症	152
播種性MAC感染症	108
白血球除去療法	115
発熱	47
ハマダラカ	159, 160
皮下埋め込み型ポート	29
脾機能低下	26
非結核性抗酸菌症	108
微小塞栓	32
皮膚(潰瘍)病変	64
肥満	44
ヒメネス染色	22
表在性白色爪真菌症	37
びらん	110
フィラリア型幼虫	150
腹腔内膿瘍	129
腹水	152
腹膜炎	129
浮腫	152
不明熱	70
糞線虫過剰感染症候群	148, 152
糞線虫症	108, 147, 148, 150, 152
閉塞性肺炎	72
ベーチェット病	134
ヘルパンギーナ	19
ヘルペスウイルス食道炎	104
ヘルペス属ウイルス感染症	40
弁逆流症	34
扁桃腫大	14
扁平コンジローマ	138, 143
扁平上皮がん	37
蜂窩織炎	45, 46, 48
放射線治療	46
放射線肺臓炎	72
ボーエン様丘疹	143

ま行

マイコプラズマ肺炎	72
末梢血管病変	32
麻痺性イレウス	100, 152
マラリア	158, 160
慢性壊死性肺アスペルギルス症	79
慢性咳嗽	16
慢性空洞性肺アスペルギルス症	79
慢性進行性肺アスペルギルス症	79
慢性肺アスペルギルス症	78
慢性副鼻腔炎	16
慢性閉塞性肺疾患	79
三日熱マラリア	160
無気肺	72
無菌性髄膜炎	20
免疫不全(症)	38, 140
免疫抑制	11, 12, 37, 76, 111, 113
毛包炎	46
網膜炎	113

や行・ら行

疣贅	32, 35
ライム病	44
ラムゼイハント症候群	41
リウマチ	34
リケッチア感染症	9, 59
緑色爪	39
淋菌性咽頭炎	19
輪状潰瘍	106
輪状体	160
リンパ浮腫	44, 141
レジオネラ肺炎	21
レスピラトリーキノロン	71
老衰	51
濾胞	17

■編者プロフィール

原永修作(Shusaku Haranaga)
琉球大学大学院医学研究科　感染症・呼吸器・消化器内科学（第一内科）

1996年琉球大学医学部卒業．臨床研修修了後4年目より南フロリダ大学に2年間留学し，肺炎クラミジアの慢性感染の研究に携わり基礎医学の面白さに目覚めた．帰国後まもなく臨床研修病院として名高い沖縄県立中部病院に勤務し，呼吸器common diseaseを数多く経験するなかで身体所見の重要性を再認識するようになった．大学復帰後は藤田次郎教授のもとで胸部画像診断能力の向上や呼吸器感染症の起因病原体の追求に力を注ぎ，現在は，リサーチマインドを維持しながら，日々，問診・身体所見を重要した呼吸器・感染症の診療と教育に努めている．

藤田次郎(Jiro Fujita)
琉球大学大学院医学研究科　感染症・呼吸器・消化器内科学（第一内科）

1981年岡山大学医学部卒業．虎の門病院内科レジデント，国立がんセンター病院（現国立がん研究センター中央病院）内科レジデント，および2年間の米国ネブラスカ医科大学呼吸器内科留学を経て，1987年より，香川大学医学部に勤務し，2005年5月から琉球大学大学院感染症・呼吸器・消化器内科学（第一内科）教授．2015年4月より琉球大学医学部附属病院長．日本呼吸器学会理事，日本感染症学会理事，日本結核病学会理事，主な賞として平成13年度American College of Chest Physician（ACCP）日本部会賞受賞，平成14年度日本結核病学会今村賞受賞．

目で見る感染症
見ためでここまで診断できる！感染症の画像アトラス

2015年7月1日　第1刷発行

編　集	原永修作，藤田次郎
発行人	一戸裕子
発行所	株式会社 羊 土 社
	〒101-0052
	東京都千代田区神田小川町2-5-1
	TEL　03（5282）1211
	FAX　03（5282）1212
	E-mail　eigyo@yodosha.co.jp
	URL　http://www.yodosha.co.jp/
装　幀	Malpu Design（宮崎萌美）
印刷所	三報社印刷株式会社

© YODOSHA CO., LTD. 2015
Printed in Japan
ISBN978-4-7581-1774-6

本書に掲載する著作物の複製権，上映権，譲渡権，公衆送信権（送信可能化権を含む）は（株）羊土社が保有します．
本書を無断で複製する行為（コピー，スキャン，デジタルデータ化など）は，著作権法上での限られた例外（「私的使用のための複製」など）を除き禁じられています．研究活動，診療を含み業務上使用する目的で上記の行為を行うことは大学，病院，企業などにおける内部的な利用であっても，私的使用には該当せず，違法です．また私的使用のためであっても，代行業者等の第三者に依頼して上記の行為を行うことは違法となります．

JCOPY ＜（社）出版者著作権管理機構　委託出版物＞
本書の無断複写は著作権法上での例外を除き禁じられています．複写される場合は，そのつど事前に，（社）出版者著作権管理機構（TEL 03-3513-6969, FAX 03-3513-6979, e-mail：info@jcopy.or.jp）の許諾を得てください．

羊土社のオススメ書籍

レジデントノート別冊
できる！見える！活かす！
グラム染色からの感染症診断
検体採取・染色・観察の基本とケースで身につく診断力

田里大輔, 藤田次郎／著

感染症診断に必須のグラム染色がまるごとわかる, 医師のための入門実践書！検体の取扱い・染色の原理・方法から, 各感染症の診断での活かし方まで, 豊富な画像・図表とともに基本からやさしく解説します.

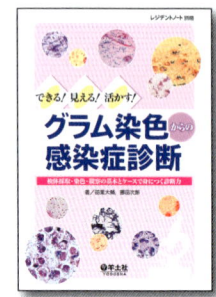

- 定価（本体3,300円＋税）　■ B5判
- 151頁　■ ISBN 978-4-7581-1739-5

亀田流
驚くほどよくわかる
呼吸器診療マニュアル

青島正大／編

呼吸器疾患の診断, 検査, 治療法までを具体的に解説し, 後期研修医・一般内科医に最適！熱意あふれる執筆陣が「亀田流の診療のコツ」も教えます！多様なケースに対応できる"呼吸器generalist"になろう！

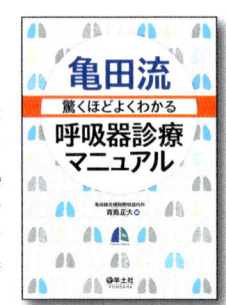

- 定価（本体5,500円＋税）　■ B5判
- 343頁　■ ISBN 978-4-7581-1770-8

Dr.鈴木の13カ条の原則で
不明熱に絶対強くなる
ケースで身につく究極の診断プロセス

鈴木富雄／著

「不明熱」診断が苦手な方必読！Dr鈴木が編み出した「13カ条の原則」を実践すれば, ブレない論理的思考が身につきます. 鑑別を絞り込むテクニックのほか, 主治医としての心構えなど, 必ず役立つ極意が満載！

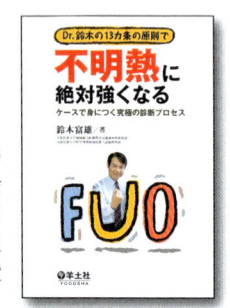

- 定価（本体3,400円＋税）　■ A5判
- 175頁　■ ISBN 978-4-7581-1768-5

本当に使える！
抗菌薬の選び方・使い方ハンドブック
具体的な処方例から代替薬、フォローアップ、効果がなかった場合の対応まで

戸塚恭一／編

薬剤ごとの解説に加え, 病原微生物・感染部位別に抗菌薬の選び方と使い方が探せる！すぐに役立つ具体的な処方例や, 代替薬, フォローアップ, 効果がないときの対応など, 知りたいことがハンディサイズで一目瞭然！

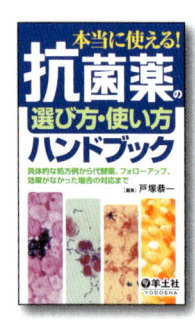

- 定価（本体3,800円＋税）　■ B6変型判
- 388頁　■ ISBN 978-4-7581-1740-1

発行　羊土社 YODOSHA　〒101-0052　東京都千代田区神田小川町2-5-1　TEL 03(5282)1211　FAX 03(5282)1212
E-mail：eigyo@yodosha.co.jp
URL：http://www.yodosha.co.jp/

ご注文は最寄りの書店, または小社営業部まで